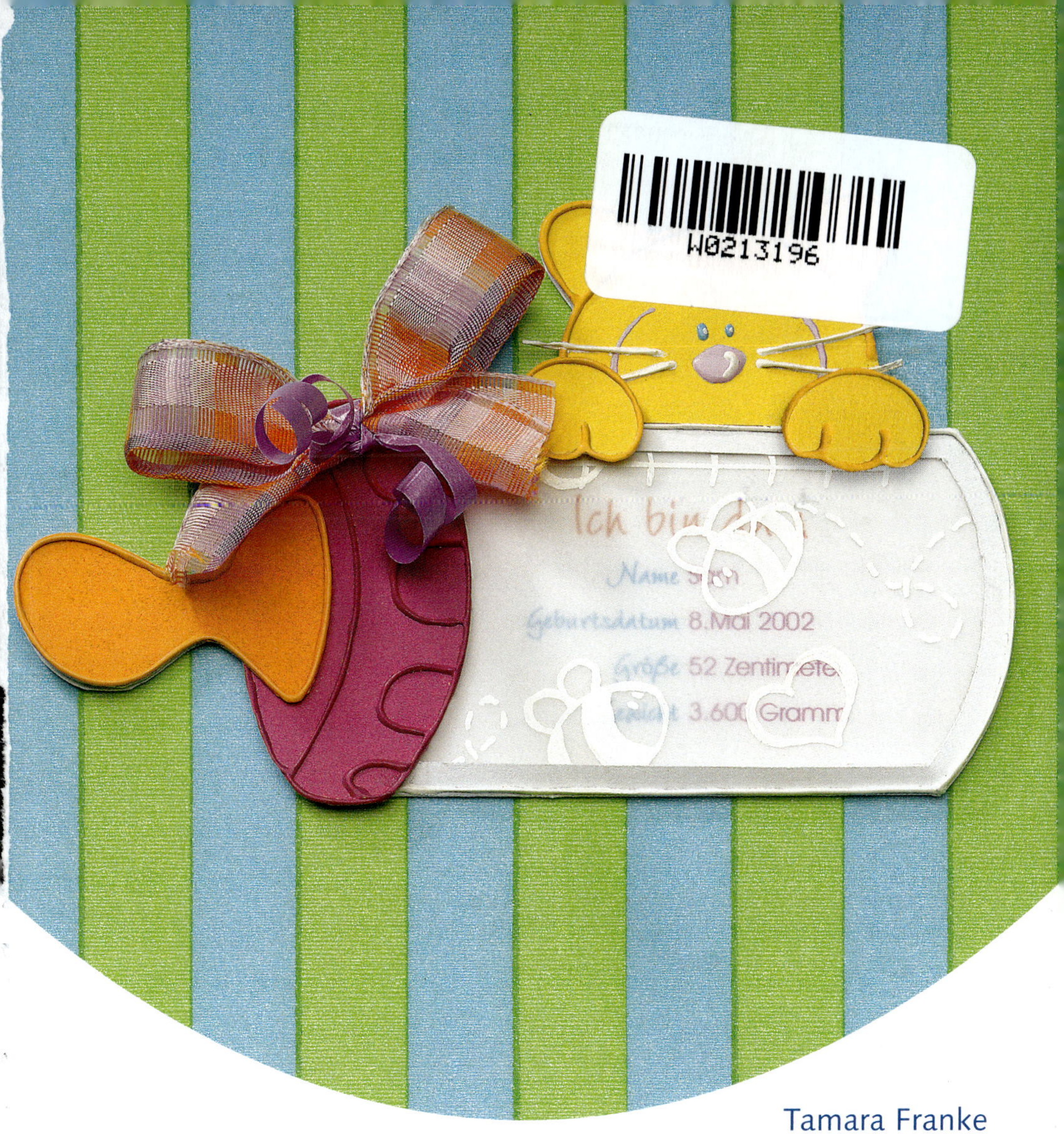

Tamara Franke

Hallo, kleines Baby!

Ideen zu Geburt und Taufe

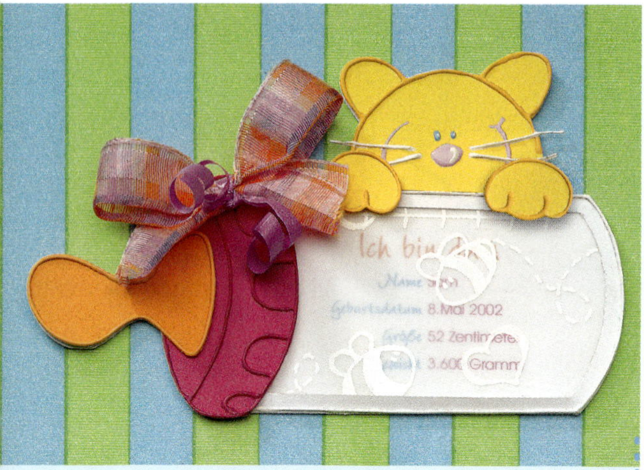

Flaschenkätzchen

Gruß-, Bekanntmachungskarte

Das weiße Papier zur Doppelkarte falten, die Fläschchenvorlage übertragen, konturieren und nach dem Trocknen ausschneiden. Vorne mit einem Cutter den Ausschnitt herausschneiden. Die anderen Motivteile übertragen und alle Konturen sowie das Katzengesicht mit Plusterfarbe nachziehen. Nach dem Trocknen ausschneiden. Den Katzenkopf von hinten aufkleben. Transparentpapier in Flaschengröße zuschneiden, mit einem weißen Fineliner bemalen und hinter den Ausschnitt kleben. Den Trinkaufsatz samt Schnuller aufkleben. Die Katzentatzen mit Klebepads fixieren. Die Schleife zurechtlegen und in der Mitte mit Kräuselband fixieren. Mit Heißkleber aufkleben.

Material

- Plusterfarbe: sonnengelb, rosa, weiß, hellblau, orange
- Tonkarton, A4: weiß
- Tonkartonreste: magenta, gelborange, gelb
- fester Transparentpapierrest
- Kräuselband, ca. 20 cm lang: rosa
- kariertes Schleifenband mit Drahtkante, 2 cm breit, 30 cm lang: orange-rosa

Vorlagenbogen 1A

Fotos: frechverlag GmbH, 70499 Stuttgart;
Fotostudio Ullrich & Co., Renningen

Dieses Buch enthält:
4 Vorlagenbogen

Auflage:	5.	4.	3.	2.	1.	Letzte Zahlen
Jahr:	2006	2005	2004	2003	2002	maßgebend

ISBN 3-7724-3061-9 · Best.-Nr. 3061

frechverlag GmbH, 70499 Stuttgart
Druck: frechdruck GmbH, 70499 Stuttgart

Das Baby ist da!

Nun dreht sich bei den frisch gebackenen Eltern alles nur noch um den neuen Erdenbürger: Karten werden an Verwandte und Freunde geschrieben, die ersten Babybilder gerahmt, die Taufe wird vorbereitet. Aber natürlich sind nicht nur die Eltern überglücklich. Auch die Patentante möchte mit einem ganz besonderen Geschenk gratulieren, Freunde richten an Eltern und Baby besinnliche Zeilen ...

In meinem Buch finden Eltern und Gratulanten niedliche und liebevoll gestaltete neue Ideen zu Geburt und Taufe. Ob Grußkarte, Tischdekorationen oder ausgefallene kleine Geschenke, mit dem hier Gezeigten haben Sie Spaß beim Basteln und verbreiten Sie Freude beim Verschenken.

Viele glückliche Momente mit dem kleinen Baby und viel Vergnügen beim Basteln und Gestalten wünscht Ihnen

Ihre

Tamara Franke

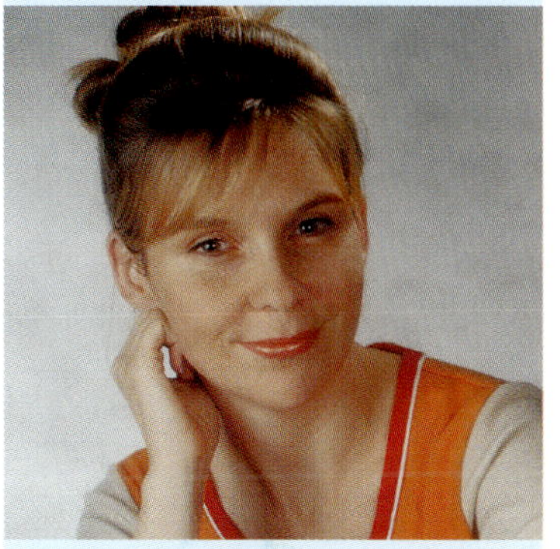

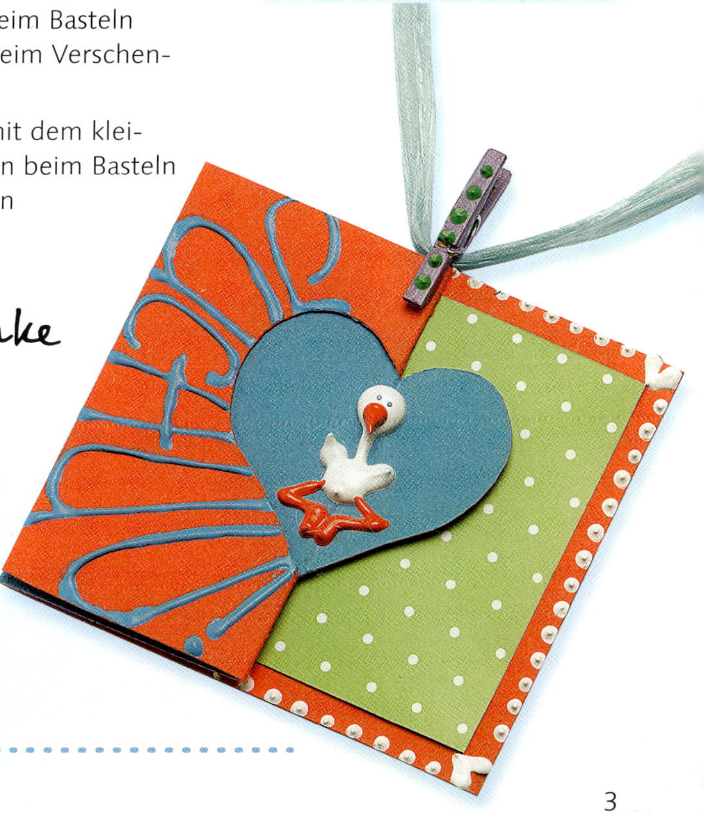

Ihre Grundausstattung
Diese Materialien und Hilfsmittel sollten Sie zur Hand haben, sie werden in den Materiallisten nicht erwähnt.

- Transparentpapier
- harter und weicher Bleistift
- weicher Radiergummi
- Sekunden-, Alles-, Heißkleber, Klebestift
- Klebepads oder Abstandsband
- Cutter und Schneidematte
- Metalllineal
- kleine Nagel- oder Silhouettenschere, große Schere
- Fineliner: weiß, schwarz
- breites und schmales doppelseitiges Klebeband
- Zahnstocher, Schaschlikspieß
- Falzbein
- Prospekthüllen
- feiner und dicker Borstenpinsel
- ggf. Kreppband

So wird´s gemacht

mit Papier

1. Die seitenverkehrt abgebildeten Motive vom Vorlagenbogen übertragen. Dazu Transparentpapier auf die Vorlage legen und jedes Motivteil ohne Überschneidungen mit einem weichen Bleistift abpausen. Das Transparentpapier mit der bemalten Seite auf Tonkarton legen und alle Linien auf der Rückseite mit einem harten Bleistift noch einmal nachziehen oder mit dem Stiftende darüber reiben. Das Transparentpapier ggf. mit etwas Kreppband fixieren.

2. Die Motivkonturen mit einem Plusterstift, der hier als Liner eingesetzt wird, direkt über dem Bleistiftabdruck nachziehen. Bleistiftlinienreste nach dem Trocknen der Plusterfarbe mit einem weichen Radiergummi (am besten spitzer Radierstift) wegradieren. Feine Linien mit einem Zahnstocher oder einer auf die Farbflasche geschraubten Metalldüse auftragen.

3. Nach dem Trocknen der einzelnen Figurteile (siehe Herstellerangaben) diese ausschneiden. Für gerade Schnitte einen Cutter, für runde eine kleine Nagel- oder Silhouettenschere verwenden.

4. Die einzelnen Motivteile mit Klebepads oder Abstandsband zusammensetzen, so wirken die Figuren plastischer. Dabei Kopf, Nase und Füße eine Ebene nach vorne setzen, den Schwanz nach hinten. Die Ohren und den Schwanz evtl. abknicken oder über einen Stift etwas aufrollen.

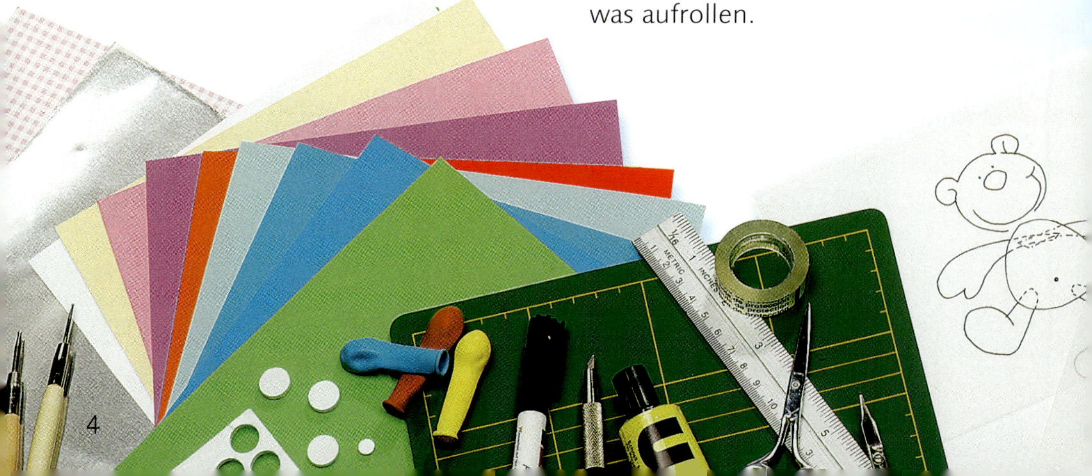

mit Metall

1. Die Vorlage auf einer Prospekthülle, in dieser darunter die Metallfolie befestigen. Beides auf einen weichen Untergrund legen.

2. Die Vorlage mit einem Kugelschreiber unter leichtem Druck nachzeichnen und dann entfernen. Für tiefere Linien noch einmal nachziehen. Das Metallteil aus der Folie nehmen.

3. Für Wölbungen die Fläche zwischen den Linien mit einem Stiftende, Löffel o. Ä. unter leichtem Druck herausarbeiten. Nicht zu stark aufdrücken, sonst reißt die Folie.

4. Das Teil mit einer Silhouetten- oder Nagelschere ausschneiden.

mit Wachsstiften

1. Die Vorlage unter eine transparente Wachsplatte legen.

2. Mit einem feinen Pinsel mit Wachsfarbe ausmalen. Für feine Linien einen Zahnstocher verwenden. Achtung: Damit nicht zu stark auf die Wachsplatte drücken.

3. Nach dem Trocknen mit einem Cutter ausschneiden. Feine Zwischenräume müssen nicht herausgeschnitten werden. Da die Wachsplatte transparent ist, fallen sie später kaum auf.

4. Das Motiv auf der Kerze durch leichtes Andrücken fixieren.

Hinweis:

In den Materialfeldern werden Farbangaben zum Teil abgekürzt: „hell-, blau" steht für hellblau und blau.

Tipps und Tricks

Sie können die Farben der Modelle passend zum Geschlecht des Kindes abwandeln: für kleine Jungen kalte Farbtöne (Blautöne) verwenden, für kleine Mädchen eher warme Farbtöne (Rottöne) und kleine Schleifchen. Für beide Geschlechter eignen sich bunte Pastelltöne.

Für bonbonfarbene Pastelltöne, z. B. pastellrosa oder -orange, mischen Sie in einem fast leeren Plusterstift die Farbe mit Weiß im Verhältnis 1:3. Nicht schütteln, sondern mit einem Holzstab verrühren, bis der Farbton gleichmäßig ist.

Kleine Motivdetails können Sie mit Plusterfarbe auf das Motiv malen, diese müssen Sie nicht extra anfertigen und ausschneiden.

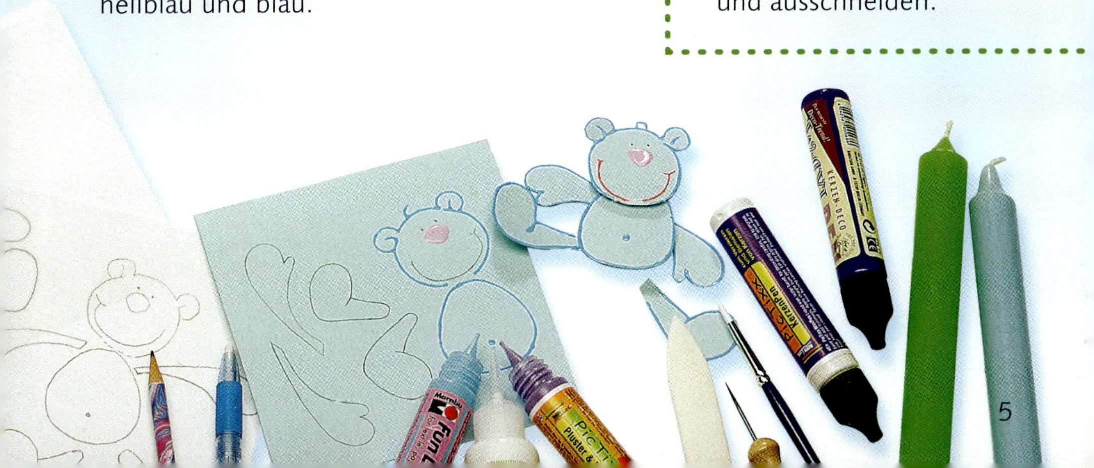

Die stolzen Eltern geben bekannt ...

Bekanntmachungswürfel

Die Vorlage übertragen und mithilfe eines Cutters ausschneiden. An den gestrichelten Linien falten, dazu die Faltkanten vorher mit einem Falzbein nachziehen. Alle Linien und Blumen mit Plusterfarbe aufmalen und trocknen lassen. Die Fotos und Textfelder zurechtschneiden (8 cm x 8 cm) und hinter die herausgeschnittenen Fenster kleben. Den Würfel mit doppelseitigem Klebeband zusammenkleben. Dabei immer die Klebefläche und Seite mit dem gleichen Buchstaben (siehe Vorlage) aneinander fügen.

Material
- Tonkarton, A3: rosa
- Plusterfarbe: pastell-, rosa, weiß
- Fotos, evtl. Tonkartonreste: weiß, pink

Vorlagenbogen 1A

Tipp
- Statt Fotos etc. hinter die Fenster zu kleben, können Sie den Würfel auch ohne Ausschnitte basteln und später bekleben.

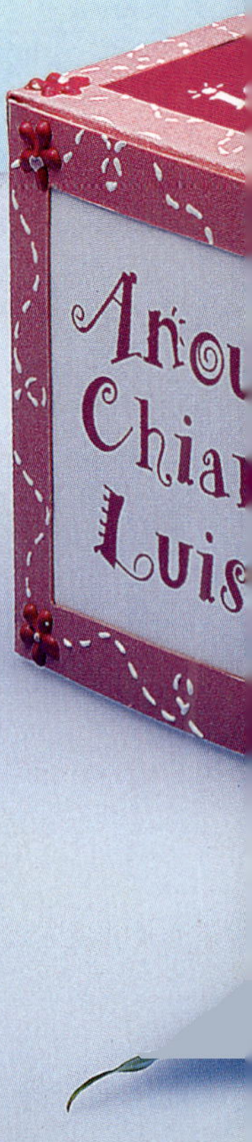

Luftballonschnuller

Geschenkanhänger, Tischdeko

Die Motivteile gestalten (siehe Seite 4). Den grünen Pappstreifen (2 cm x 7 cm) um den Ring legen, durch den Schlitz im Schnuller ziehen und hinten festkleben. Den Luftballon mit doppelseitigem Klebeband dazwischen fixieren.

Material
- Tonkartonreste: grasgrün, rosa, hellblau
- Plusterfarbe: hellblau, -grün, pastellrosa
- Mini-Luftballon: orange

Vorlagenbogen 1A

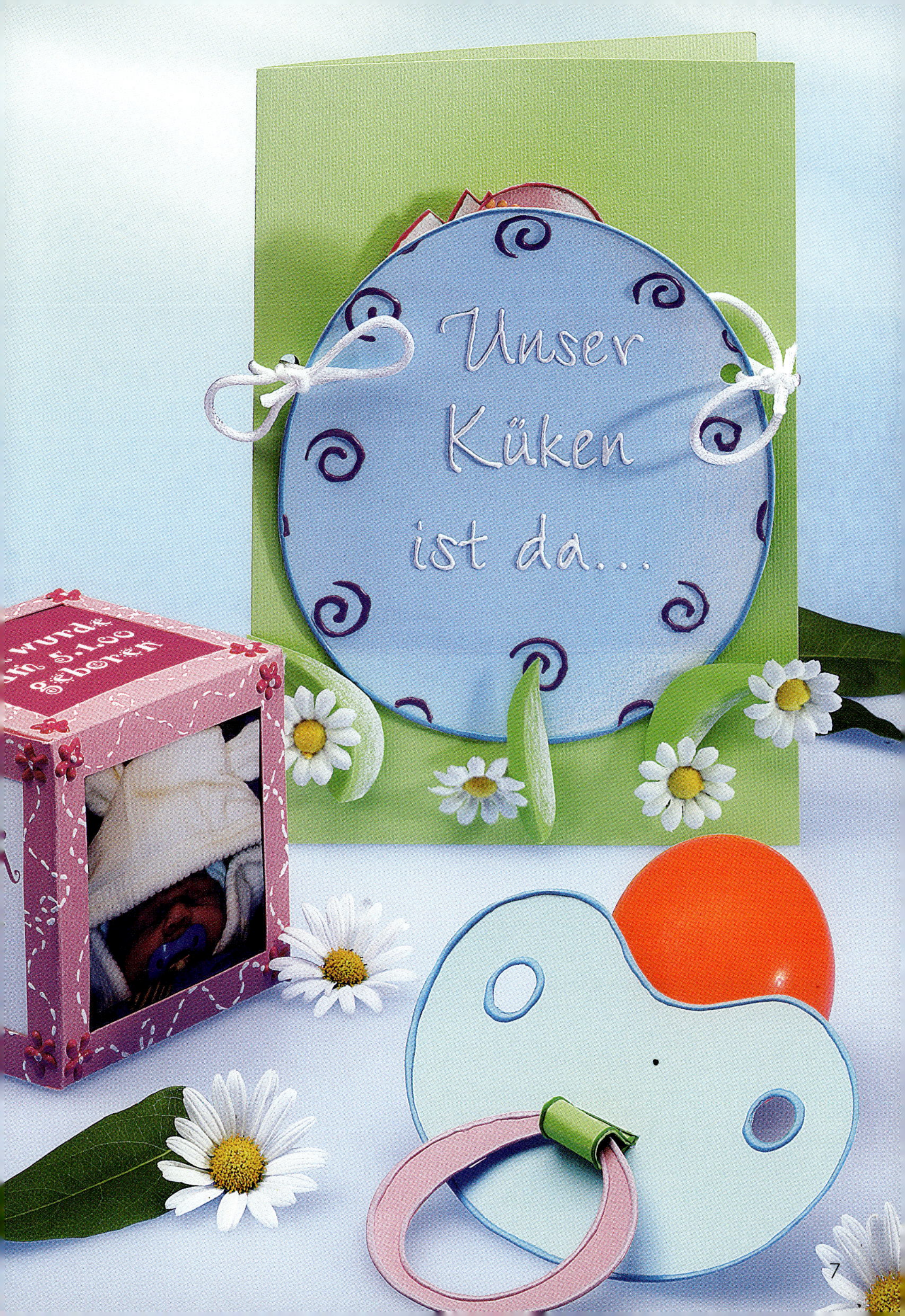
Unser
Küken
ist da...

Unser Küken ist da!

Pop-up-Karte

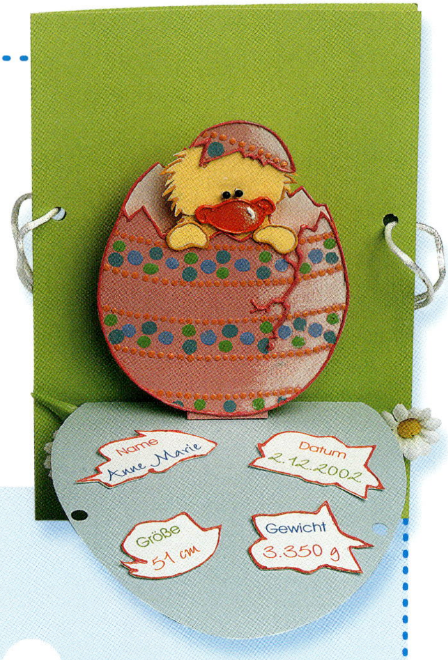
Name
Anne Marie
Datum
2.12.2002
Größe
51 cm
Gewicht
3.350 g

Den grünen Tonkartonbogen mittig zur Klappkarte falten. Die Vorlagen für Eier und Küken gestalten (siehe Seite 4). Die Schatten vor dem Konturieren mit einem weißen Buntstift aufmalen. Als Augen die Halbperlen mithilfe eines Zahnstochers mit Alleskleber fixieren.
Dem Küken Schnabel und Eierschale aufkleben. Die Flügel auf der vorderen, rosa Eihälfte befestigen.
Das blaue Ei an der Markierung nach vorne falten und den unteren Bereich auf die Karte kleben (siehe Seite 7). Die Klebefläche an der vorderen, rosa Eihälfte nach hinten falten und am Falz auf dem blauen Ei aufkleben.
Die Klebefläche des gelben Kükenstreifens nach hinten falten und mittig am blauen Falz auf die grüne Karte kleben. Der Kükenkopf sollte zwischen den kleinen Flügeln auf dem Ei sitzen.
Die Laschen der hinteren Eihälfte dienen als Abstandshalter. Diese nach vorne umschlagen und mit je einem Klebepad auf dem Ei befestigen. Hinter die vordere Eihälfte kleben, dabei auf einen gleichmäßigen Randabschluss beider Eihälften achten.
Den Streifen A zu einem auf den Kopf stehenden „U" falten und damit das hintere Ei auf die Karte kleben. Das „U" direkt am unteren Eirand der hinteren Eihälfte ansetzen, beim Festkleben beider Klebeflächen Zeige- und Ringfinger zwischen Ei und Karte halten. Für die Blätter mit einem Falzbein die Knickstellen nachziehen und die Blätter ausschneiden. Die Blattränder leicht mit den Fingern nachfahren, so entsteht der 3D-Effekt.
Die Margeriten mit Heißkleber fixieren. Hinten auf das blaue Ei verschiedene Daten aufschreiben oder -kleben. Die zugeklappte Karte lochen, die Bänder durchziehen und zu Schleifen binden.

Material

- Tonkarton, A4: grasgrün
- dünne Tonkartonreste: grasgrün, orange, rosa, hellgelb, -rosa, -blau
- Plusterfarbe: weiß, hell-, blau, orange, rosa, lavendel, sonnengelb, maigrün, flieder
- Buntstift: weiß
- 2 Halbperlen, ø 3 mm: schwarz
- 4 Plastikmargeriten

Vorlagenbogen 1A

Material

- Tonkarton, A3: rosa
- Tonkartonreste: weiß, orange, magenta
- Plusterfarbe: weiß, pastell-, rosa, sonnengelb, hellgrün, pastellorange
- Schleifenband, 2,5 cm breit, 25 cm lang: rosa
- Faden: rosa
- Buntstift: rosa, weiß

Vorlagenbogen 2A

Hoppel-Häschen

Geschenkbox

Wie auf Seite 4 beschrieben die Vorlage übertragen, die Schattierungen mit Buntstift aufmalen und alle Konturen sowie das Hasengesicht zeichnen. Nase, Innenohren, Fußsohlen und Laschenherzen direkt aufmalen, dafür weiße und rosa Farbe mit einem Zahnstocher vermischen. Als Schwanz einen dicken Plusterfarbeklecks auftragen. Nach dem Trocknen alle Teile ausschneiden und den Bauch aufkleben.

Die Faltkanten mithilfe eines Falzbeines nachfahren, an den markierten Stellen bis zur Mitte einschneiden und die Box falten. An den schraffierten Flächen zusammenkleben.

Zum Verschließen die Hasenfüße durch die Schlitze ziehen.

Die Schleife wie auf Seite 10 beschrieben fertigen, um die Mitte mehrere Fäden mit unten aufgeklebten Herzen binden. Die Blumen aus Plusterfarbe malen (siehe Seite 10) und wie auch das Schild gemäß der Abbildung aufkleben. Eine Blume mit Sekundenkleber an einem bemalten Zahnstocherstück befestigen und in die Hand kleben.

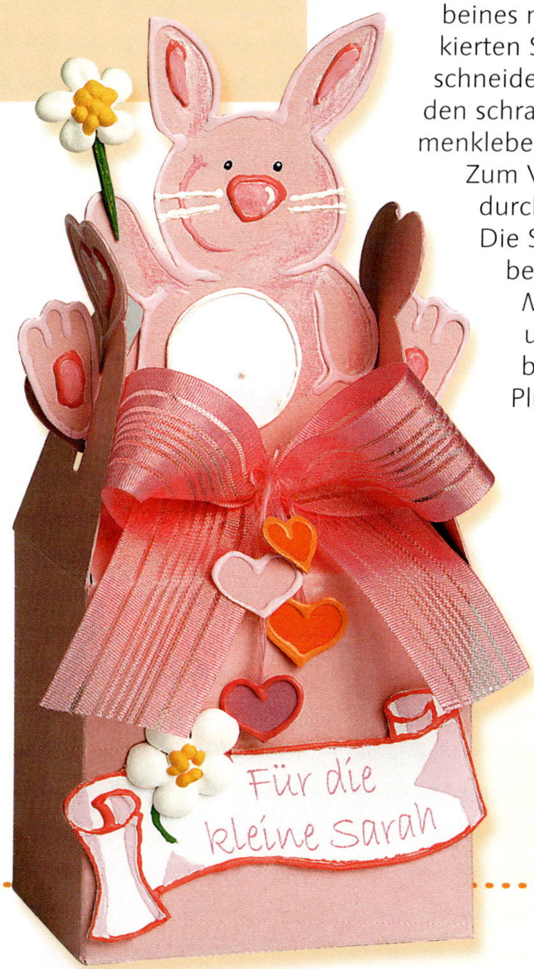

Geschenke, Geschenke

Geschenkverpackung Pinguin

Die Vorlage auf hellblauen Tonkarton übertragen und wie auf Seite 4 beschrieben die Pinguinteile und die Herzen sowie das Schild gestalten. Auf der Pinguinrückseite nur die Konturen nachziehen. Auf die Pinguinvorderseite Fell und Füße aufkleben, den Schnabel mit einem Klebepad fixieren. Nach dem Trocknen ausschneiden, mit einem Cutter die Schlitze in den Laschen heraustrennen. Die Faltlinien mit einem Falzbein nachfahren und die Schachtel falten. Zum Verschließen die Laschen mit den Schlitzen über den Pinguin ziehen, erst links, dann rechts. Die Verzierungen aufkleben. Die Schleife aus Satinband zurechtlegen und in der Mitte mit einem dünnen Faden fixieren. Mit Heißkleber befestigen. Für die Blumen auf einer Glasplatte weiße Plusterfarbekleckse kreisförmig um eine gelbe Mitte setzen (ø der Blume ca. 1 cm), laut Herstellerangaben trocknen lassen und aufplustern.

Material Geschenkverpackung

- Tonkarton, 35 cm x 42 cm: hellblau
- Tonkartonreste: gelborange, weiß, blau
- Plusterfarbe: weiß, sonnengelb, orange, azur-, hellblau
- Satinband, 2,5 cm breit, ca. 30 cm lang: blau
- Faden: blau

Vorlagenbogen 1B

Pinguingrüße

Geldgeschenkkarte

Das weiße Papier mittig zur querformatigen Klappkarte falten. Auf die Vorderseite wie auf Seite 4 beschrieben die Vorlage übertragen. Nur das Kissen, die Pinguinbeine, der -schnabel, das Baby sowie der grüne Hund mit lila Ohren werden extra gefertigt. Alle Konturen ziehen und die Mäusebecherohren sowie den blauen und rosa Froschhintergrund mit Plusterfarbe ausmalen.
Mit einem Cutter den mittleren (samt Ohren) und oberen Becher, das Pinguinfell sowie den Froschkopf ausschneiden.
Das Velourpapier zuschneiden und aufkleben. Dann den Pinguinbauch auf das Velourpapier übertragen und ausschneiden. Alle anderen Teile aufkleben. Die Folie von der Rückseite fixieren. Die restlichen Gesichter mit Fineliner

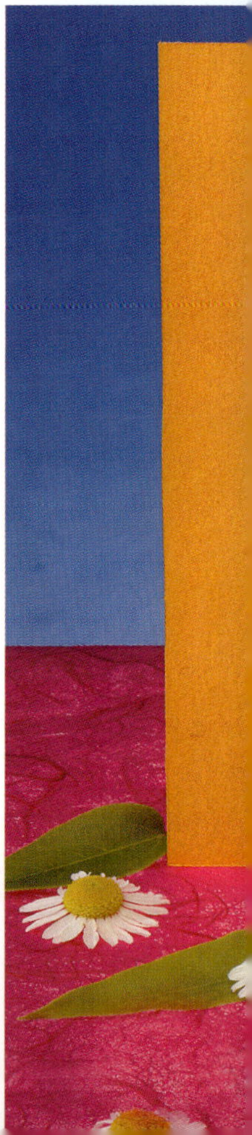

und Plusterfarbe aufmalen, ggf. einen Zahnstocher verwenden.
Das gelbe Papier mittig falten und vorne einen Ausschnitt einschneiden (3 cm Rand zu jeder Seite). Das Bild dahinter kleben. Die Geldscheine mit Klebefilmröllchen befestigen und darüber die weiße Rückwand mit doppelseitigem Klebefilm fixieren.

Material Karte

- Tonkarton, 36 cm x 24 cm: gelborange
- Tonkarton, 2 x A5: weiß
- Tonkartonreste: grasgrün, orange, rosa, hellviolett
- Plusterfarbe: pastell-, rosa, orange, hellblau, -grün, weiß, lavendel
- Windradfolie, A5, 0,4 mm stark
- Velourpapier, 7,5 cm x 21 cm: mittelblau
- 3 Geldscheine

Vorlagenbogen 1B

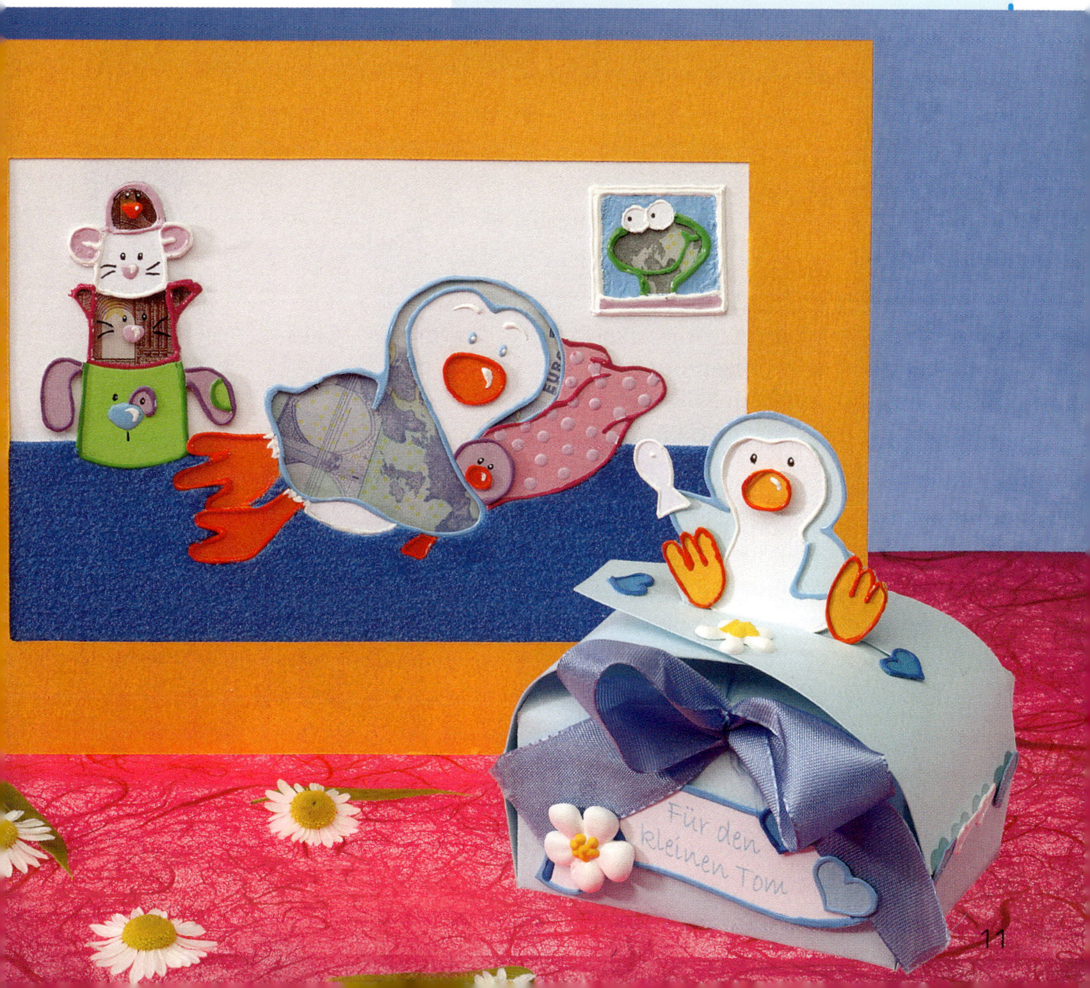

Material

- Tonkartonreste: rosa, hellgelb, gelb, orange, gelborange, magenta
- Plusterfarbe: sonnengelb, weiß, hellblau, pastell-, rosa, pastell-, orange
- Pompon, ø 1 cm: weiß
- Satinband, 2,5 cm breit, 50 cm lang: rosa

Vorlagenbogen 1B

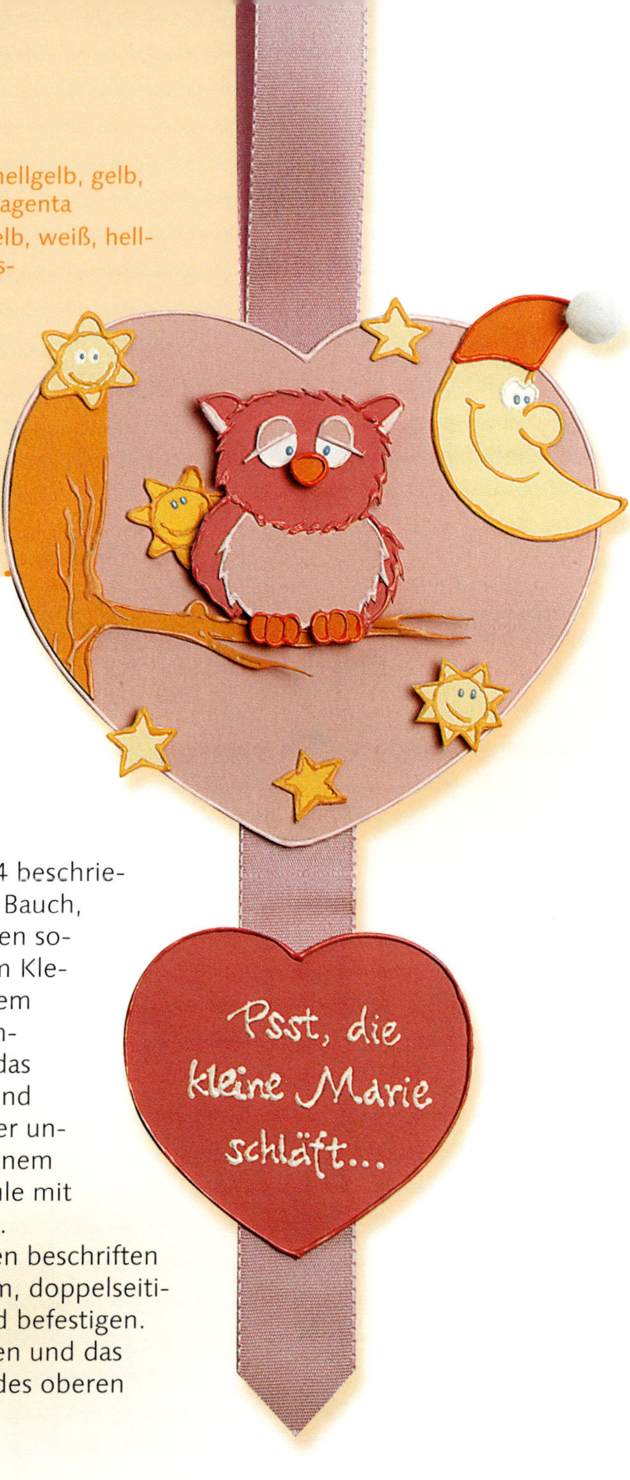

Psst, die Kleine schläft!

Türschild für Mädchen

Alle Motivteile wie auf Seite 4 beschrieben anfertigen. Der Eule den Bauch, darauf den Kopf mit den Augen sowie die Krallen und mit einem Klebepad die Nase aufkleben. Dem Mond die Mütze mit der Pompon-Bommel aufsetzen. Auf das rosa Herz den Baum, den Mond und die Sterne aufkleben – der untere, lachende Stern ist mit einem Klebepad fixiert –, und die Eule mit Klebepads auf den Ast setzen.
Das untere Herz nach Belieben beschriften und beide Herzen mit breitem, doppelseitigem Klebeband am Satinband befestigen. Dieses oben zur Schlaufe legen und das Bandende auf der Rückseite des oberen Herzens befestigen.

Psst, der Kleine schläft!

Türschild für Jungen

Die Vorlagen übertragen und gestalten (siehe Seite 4). Der Rahmen ist zweiteilig: hinten blau, vorne weiß. Alle Konturen, die Kissenknöpfe und -füllungen mit Plusterfarbe, die Muster und Schattierungen mit Buntstiften malen. Die Sternchenaufkleber vor dem Aufkleben mithilfe eines Zahnstochers mit blauer und lila Plusterfarbe (oder Filzstift) bemalen.
Die bemalten Sternchenaufkleber auf dem weißen Hintergrund fixieren und diesen beschriften.
Mit Klebepads das blaue, das eingeschnittene lila Kissen (Kopfbereich) sowie die hellblaue Decke fixieren. Schnuller und Haube auf den Babykopf kleben und diesen in den Schlitz des lila Kissens stecken. Den Teddy am Kopf leicht einschneiden und auf die mittelblaue Decke kleben.
Den blauen Deckenumschlag unter den Teddykopf stecken und auf dem Teddy und unter dem Gesicht fixieren.
Das Satinband zur Schlaufe legen und mit doppelseitigem Klebeband an der Rückseite des Türschildes befestigen.
Darauf das beklebte, weiße Schild fixieren.

Material

- Tonkartonreste: weiß, mittel-, blau, hellviolett, rosa
- Plusterfarbe: weiß, pastellrosa, hellblau, lavendel
- Buntstift: weiß, hellblau
- Satinband, 2,5 cm breit, 50 cm lang: hellblau
- diverse Sternchenaufkleber

Vorlagenbogen 2A

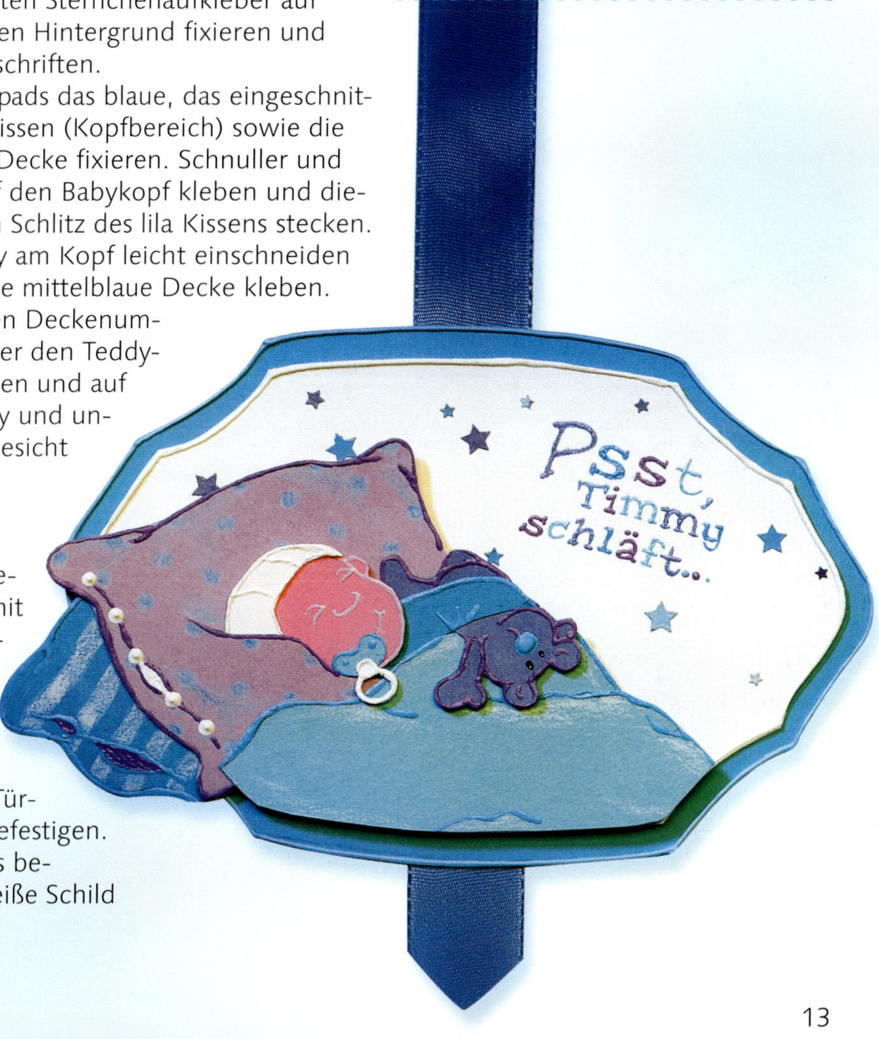

Bärchen bei Tisch

Tischdeko

(Beschreibungen auf Seite 16/17)

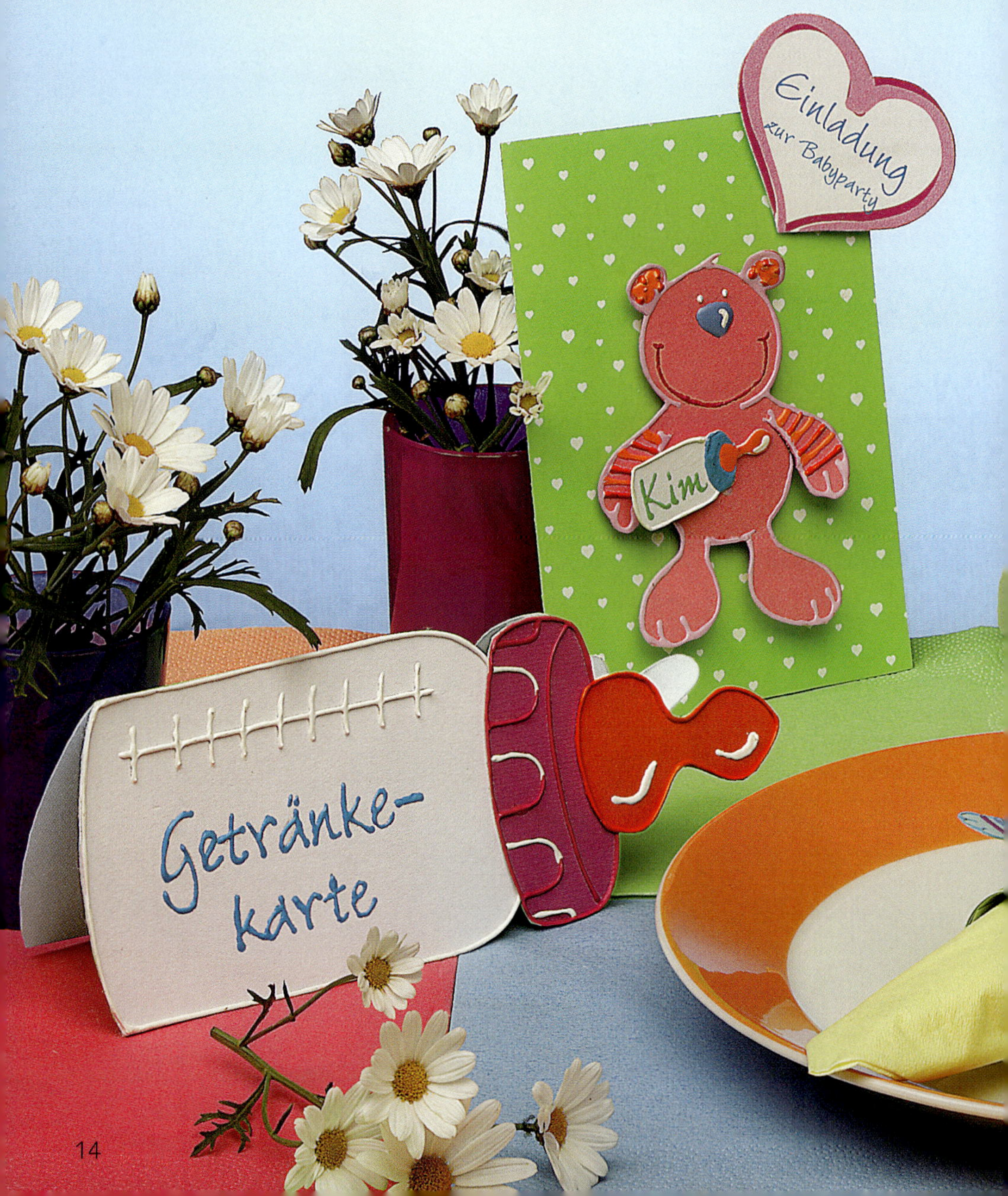

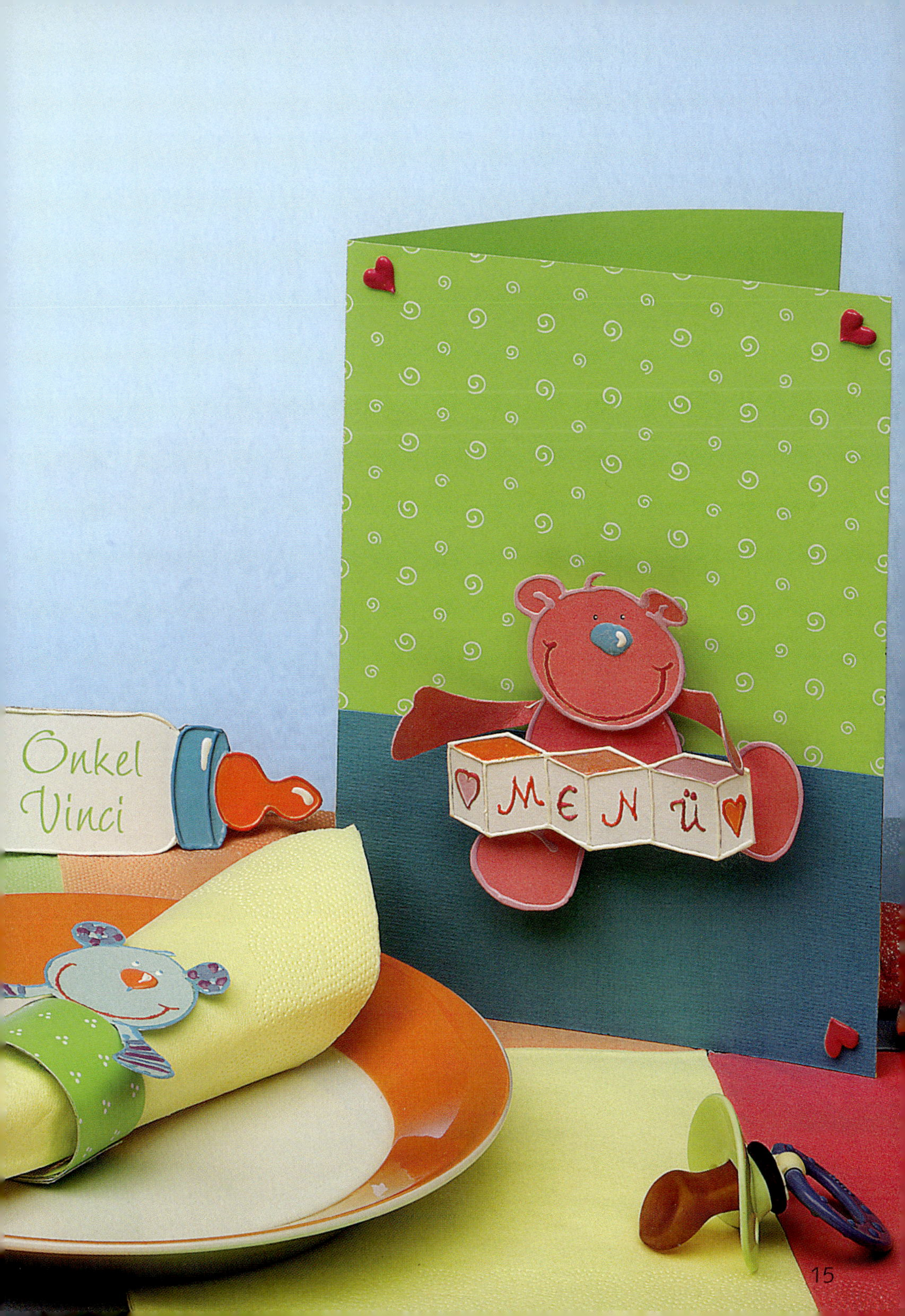
Onkel
Vinci
MENÜ

Bärchen bei Tisch

Tischdeko

(Abbildung auf Seite 14/15)

Material

- Tonkarton, A4: weiß
- Tonkartonreste: magenta, orange
- Plusterfarbe: weiß, rosa, orange, hellblau

Vorlagenbogen 2A

Getränkekarte

Den weißen Karton mittig falten, die Vorlage am Falz anlegen, übertragen, mit Plusterfarbe konturieren und beschriften. Nach dem Ausschneiden Trinkaufsatz und Schnuller aufkleben.

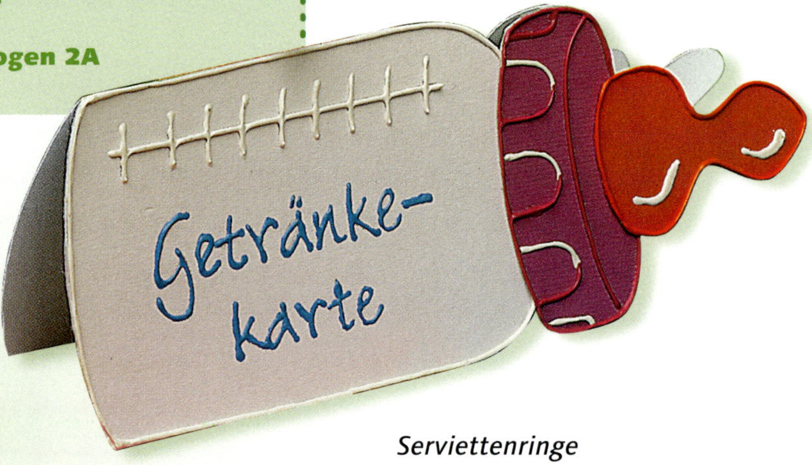

Serviettenringe

Material

- Motivpapier mit Punkten, 3 cm x 18 cm: hellgrün
- Tonkartonrest: wasserblau
- Plusterfarbe: hell-, blau, lavendel, rosa, pastellorange, weiß

Vorlagenbogen 2A

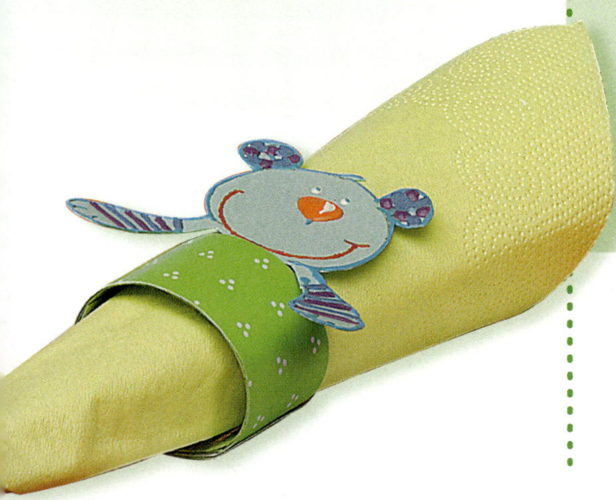

Das Motivpapier zum Ring zusammenkleben. Das Bärchen (verkürzter Karten-Bär) wie auf Seite 4 beschrieben erstellen. Nach dem Trocknen in den Ring kleben.

Material Einladungskarte

- Motivpapier mit Herzen, A5: hellgrün
- Tonkartonrest: rosa, weiß
- Plusterfarbe: pastell-, rosa, pastell-, orange, hell-, blau, hellgrün, sonnengelb, weiß

Vorlagenbogen 2A

Material Menükarte

- Motivpapier mit Kringeln, A4: hellgrün
- Tonkartonreste: mittelblau, rosa, weiß
- Plusterfarbe: pastell-, rosa, hellblau, pastell-, orange, weiß

Vorlagenbogen 2A

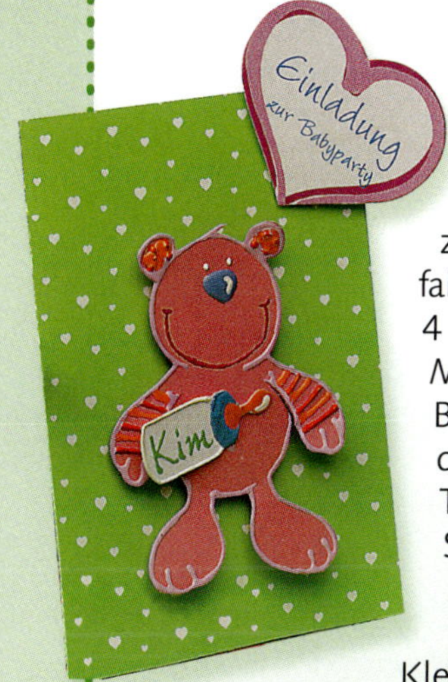

Karten

Für beide Karten das A4- bzw. A5-Papier zur Doppelkarte falten. Wie auf Seite 4 beschrieben die Motivteile erstellen. Bei der Einladung die Nuckelflasche – Trinkaufsatz und Schnuller sind aufgemalt – aufkleben und den Bären mit Klebepads auf der Karte fixieren. Das Herz beschriften und aufkleben.
Bei der Menükarte den blauen Tonkarton aufkleben. Den Bärenkopf mit einem Klebepad auf den Körper kleben. Die Arme und Beine von hinten befestigen und in Form biegen. Die Würfel mit Klebepads aufsetzen. Ein Bärenohr anknicken. Die Herzchen aufmalen und trocknen lassen.

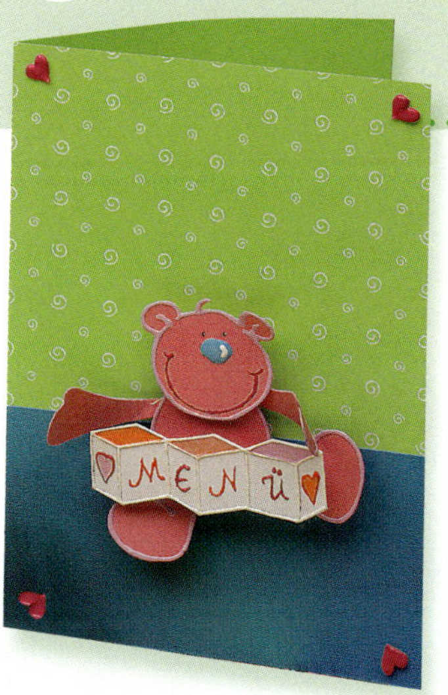

Namenskärtchen

Wie bei der Getränkekarte beschrieben vorgehen. Die Namen mit Plusterfarbe oder einem Gelstift aufschreiben.

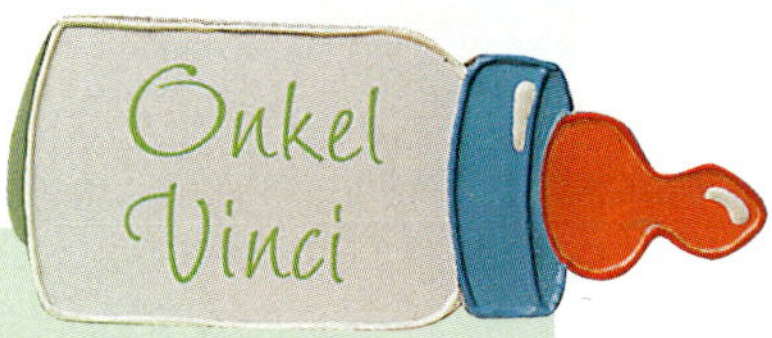

Material

- Tonkartonreste: weiß, hellblau, orange
- Plusterfarbe: weiß, orange, hellblau, -grün

Vorlagenbogen 2A

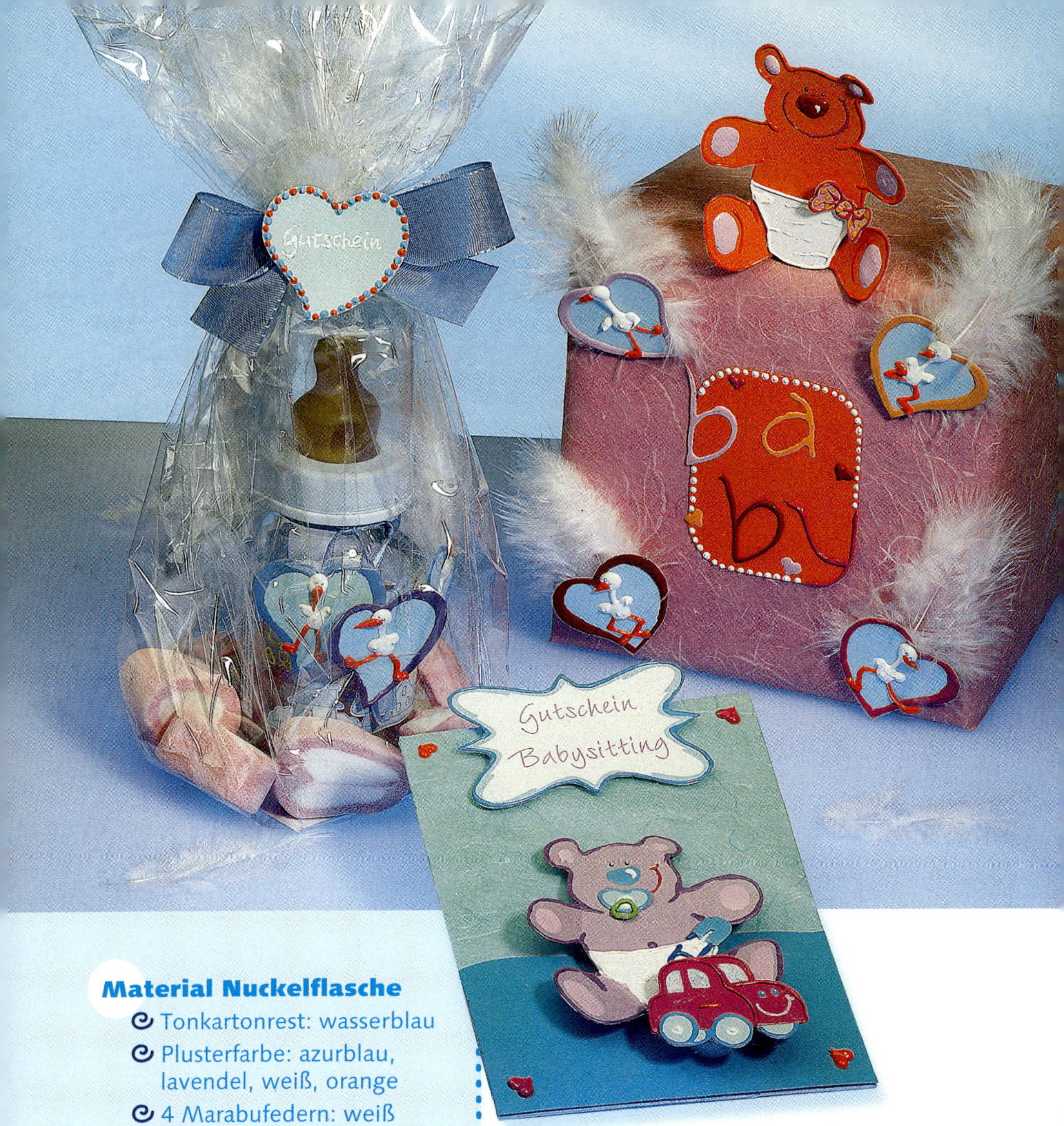

Material Nuckelflasche

- Tonkartonrest: wasserblau
- Plusterfarbe: azurblau, lavendel, weiß, orange
- 4 Marabufedern: weiß
- Schaumzuckerherzen
- Folie zum Einpacken
- Satinband, 3 mm breit, ca. 50 cm lang: blau
- Satinband, 2,5 cm breit, ca. 35 cm lang: blau
- Babyfläschchen, ca. 15 cm hoch

Vorlagenbogen 1B

Nuckelflasche mit Herz

Gutschein

Die Herzen wie beim „Bärchen auf der Kiste“ beschrieben anfertigen. Die Schrift mit einem weißen Fineliner aufsetzen.
Einen Gutschein in die Nuckelflasche legen. Die Herzen mit Sekundenkleber an den Satinbandenden (schmal) fixieren und

dieses um den Verschluss binden. Die Flasche mit Marshmallowherzen verpacken. Oben mit dem breiten Satinband verschließen. Das Herz mit Heißkleber fixieren.

Kleiner Teddy

Babysitting-Gutschein

Material

- Doppelkarte, A6: weiß
- Seidenpapierrest: hellblau
- Tonkartonreste: wasser-, mittelblau, hellviolett, weiß, magenta
- Plusterfarbe: azurblau, lavendel, hellgrün, pastell-, rosa, weiß, orange

Vorlagenbogen 1B

Die Klappkarte vorne mit Seidenpapier bekleben, den unteren Teil zusätzlich mit blauem Tonkarton. Bärchen, Schild und Auto wie auf Seite 4 beschrieben anfertigen. Die Sicherheitsnadel auf einer Prospekthülle malen und nach dem Trocknen abziehen.
Das Bärchen zusammenkleben, die Sicherheitsnadel mit Alleskleber befestigen. Den Bär mit Klebepads auf der Karte befestigen. Etwas erhöht auf zwei aufeinandergeklebte Klebepads das Auto davor setzen.
Das Schild beschriften und aufkleben. Die Herzen direkt aufmalen.

Bärchen auf der Kiste

Geschenkverpackung

Das Geschenk in rosa Seidenpapier verpacken. Bärchen, Herzen und Schild wie auf Seite 4 beschrieben anfertigen. Windel und Schleife aufkleben, die Innenohrteile und die Nase mit Plusterfarbe aufmalen. Die Augen mit einem Fineliner zeichnen. Die Klebefläche nach hinten falten und den Bär am Geschenk fixieren. Ohren und Gliedmaßen leicht nach vorne biegen.
Die Störche auf den Herzen mit Plusterfarbe entweder direkt auf- oder auf einer Glasplatte malen. Dazu die Vorlage auf Transparentpapier übertragen, das Blatt wenden und unter eine Glasscheibe legen. Die weiße Grundform malen und kleine Kugeln für Kopf und Bauch aufsetzen. Leicht antrocknen lassen und Schnabel und Beine anfügen. Die Augen mit einem Zahnstocher auftragen. Mit Sekundenkleber aufkleben. Hinten kleine Federn mit Heißkleber befestigen. Die Herzen mit Klebepads am Geschenk fixieren.

Material

- Tonkartonreste: orange, wasserblau, weiß, rosa
- Plusterfarbe: pastell-, rosa, pastell-, orange, rubinrot, weiß, azurblau
- 4 Marabufedern: weiß
- 1 Bogen Seidenpapier: rosa

Vorlagenbogen 1B

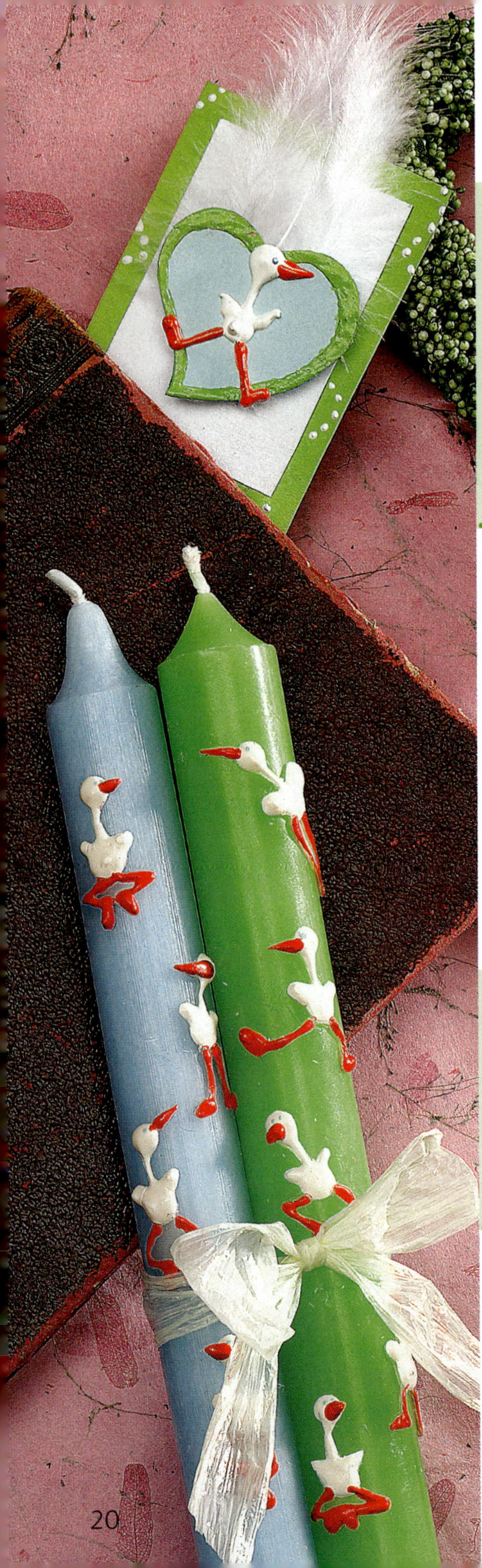

Kleiner Storch

Lesezeichen, Geschenkanhänger

Material

- Tonkartonreste: grasgrün, weiß, wasserblau
- Plusterfarbe: hellgrün, weiß, azurblau, orange
- Marabufeder: weiß
- ggf. Satinband

Vorlagenbogen 1B

Grünen Karton (5 cm x 15 cm) zuschneiden und mit gepunkteten Plusterfarbelinien verzieren. Darauf den weißen Karton (4 cm x 6 cm) kleben. Das Herz wie auf Seite 19 beschrieben anfertigen. Zuerst den grünen Rand malen, kurz trocknen lassen und den Storch aufsetzen. Mit einem Klebepad fixieren. Als Geschenkanhänger lochen und ein Satinband anbringen.

Storchenlicht

Kerzen

Material

- Kerze, 22 cm hoch: blau, grün
- Kerzenstift: weiß, orange, hellblau
- Wachsplatte: transparent

Vorlagenbogen 1B

Die Störche wie auf Seite 4 und 19 beschrieben auf eine transparente Wachsplatte malen. Das Malen mit Wachsfarbe gleicht dem Malen mit Plusterstiften. Nach dem Trocknen aus der Wachsplatte herausschneiden und durch leichtes Andrücken auf der Kerze fixieren.

Kleiner
Ballonfahrer

Geldgeschenk, Geschenkverpackung

Material

- Tonkartonreste: rosa, hellviolett, -gelb
- Tonkarton, ca. 3 cm x 34 cm: weiß
- Tonkarton, 3 cm x 30 cm: hellbraun
- Bastelfarbe: maigrün, braun, weiß
- Plusterfarbe: weiß, rotbraun, pastellrosa, hellblau, lavendel, ggf. gelb
- Luftballon: blau
- Spanschachtel, 8 cm x 8 cm
- 4 Bambusstäbe, 21 cm lang: natur
- matter Edelbast, 4 x 15 cm lang: natur
- Wellenrandschere
- schwere Münzen
- 4 Geldscheine
- Minikosmetikflaschen, Söckchen o. Ä.

Vorlagenbogen 2B

Die Schachtel braun streichen, den Deckel laut Abbildung weiß und maigrün. Nach dem Trocknen unter die Schachtel kleben.
Mit Heißkleber die Bambusstäbe (am oberen Ende nach innen abschrägt, damit der Ballon später gut im Ring liegt) nach oben hin

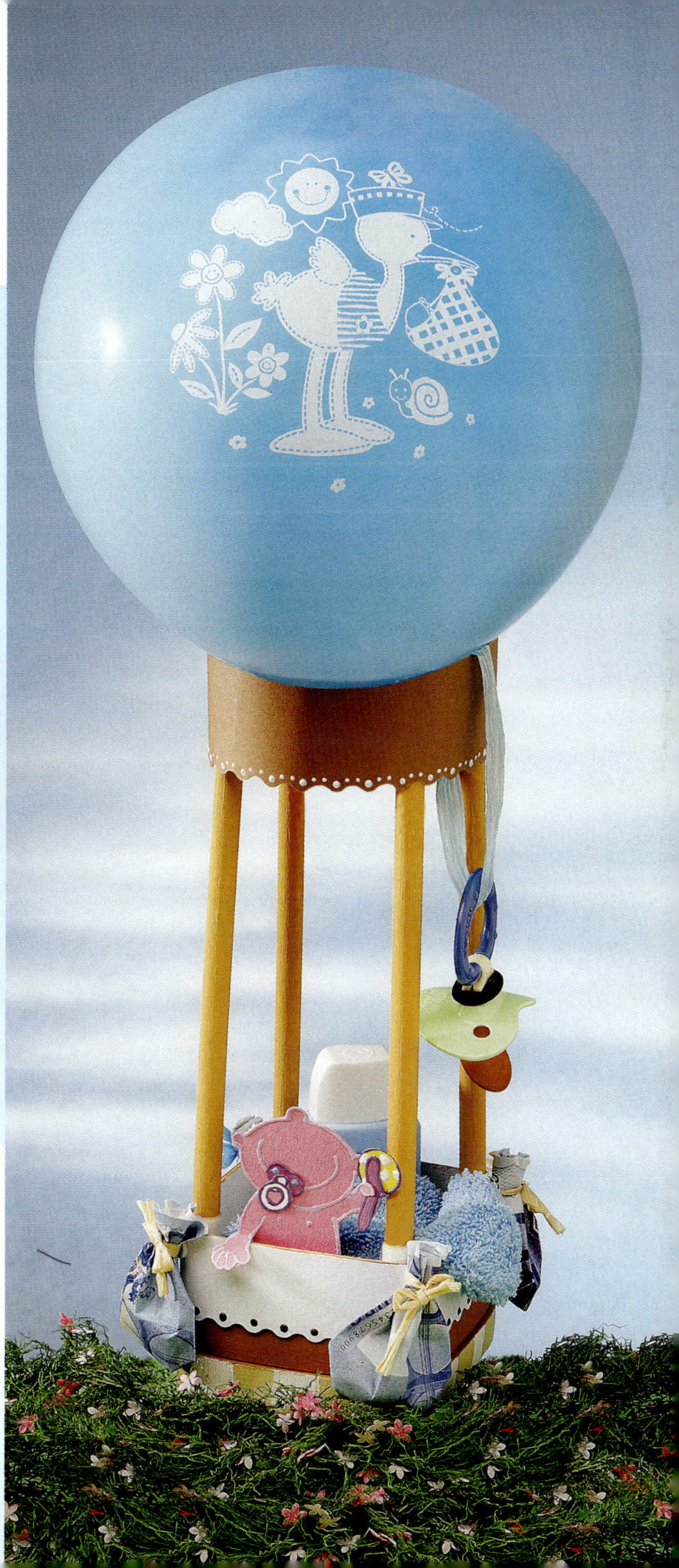

leicht schräg nach innen in den Schachtelecken befestigen. Den weißen und braunen Tonkarton auf einer Seite mit der Wellenrandschere beschneiden und mit Plusterfarbepunkten verzieren. Nach dem Trocknen den weißen Streifen um die Schachtel kleben, den braunen zu einem Ring (ø 8 cm) formen und zusammenkleben. Heißkleber an die oberen Bambusstabenden geben und den Ring fixieren.

Das Baby wie auf Seite 4 beschrieben malen, die Rassel entweder aus Einzelteilen zusammensetzen oder mit dem Babykörper ausschneiden und aufmalen. Das Baby mit Klebepads am inneren Korbrand befestigen.

Den Ballon aufblasen, zuknoten und zum Beschweren einige Geldstücke mit Klebepads oder Klebefilm befestigen. Die kleinen Säckchen (Faltanleitung auf dem Vorlagenbogen) mit Bast verschließen und mit kleinen Klebepads an die Schachtel kleben. Zusätzlich kleine Geschenke einstellen oder anhängen.

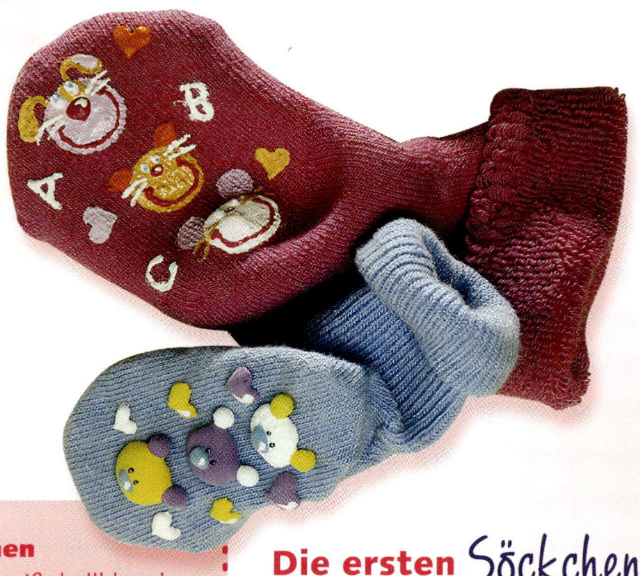

Material Söckchen

- Plusterfarbe: weiß, hellblau, lavendel, sonnengelb (Bärchen)
- Plusterfarbe: pastellrosa, pastell-, orange, weiß, hellblau, pink (Mäuschen)
- Babysöckchen: hellblau bzw. pink
- Bügelmusterstift
- Papprest

Vorlagenbogen 3B

Die ersten Söckchen

Anti-Rutsch-Söckchen

Wie auf Seite 45 beschrieben vorgehen. Zuerst die großen Flächen mit Plusterfarbe ausmalen, mithilfe eines Zahnstochers die Gesichter und Muster aufmalen. Die Bärchenaugen nach dem Aufplustern (siehe Herstellerangaben) mit einem schwarzen Fineliner aufsetzen.

Material Clown

- Tonkartonreste: hellviolett, -gelb, weiß, rosa
- Motivpapierrest mit Kringeln: hellgrün
- Motivpapierrest mit Herzen: hellblau
- Motivpapierrest mit Vichykaros: rosa
- Plusterfarbe: pastell-, rosa, weiß, hell-blau, sonnengelb
- Garn, 40 cm lang: weiß
- 4 Musterbeutelklammern
- Krepppapierband, 5 cm breit, ca. 6 cm lang: orange
- Pompons, 3 x ø 5 mm, 1 x ø 1 cm: weiß
- Prickelnadel
- Wattestäbchen

Vorlagen-bogen 2B

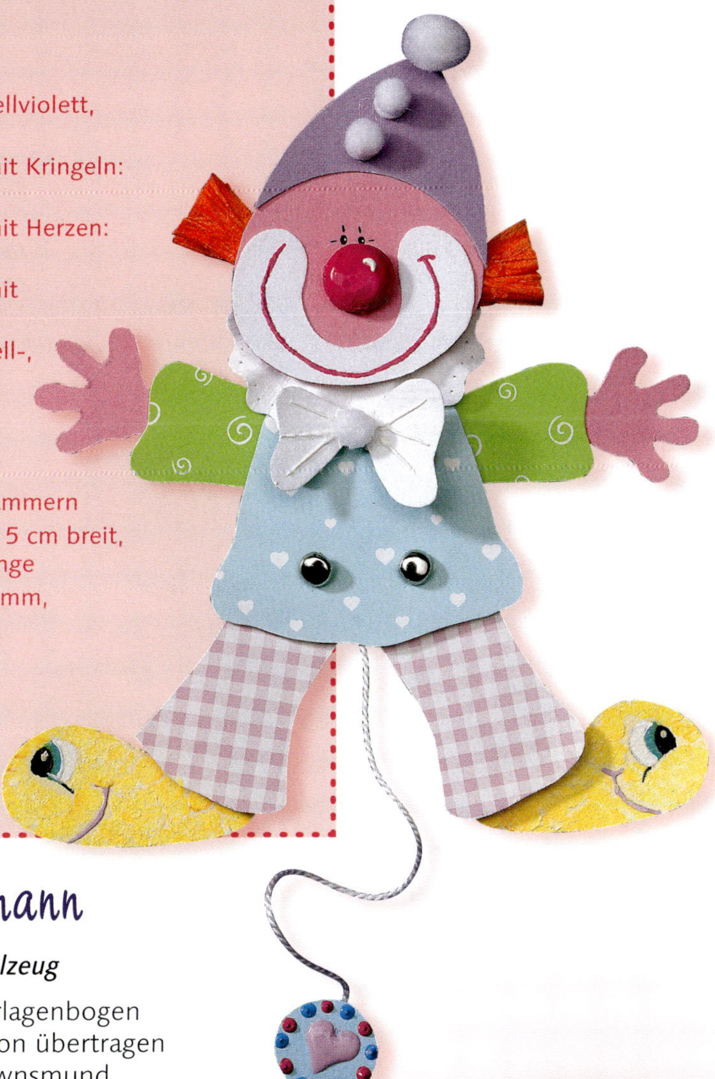

Clown-Hampelmann

Geschenkanhänger, Spielzeug

Die Motivteile vom Vorlagenbogen auf den jeweiligen Karton übertragen und ausschneiden. Clownsmund, Schuhe, Schleife und Herzknopf bemalen bzw. die Linien ziehen. Für die Schuhe weiße und gelbe Plusterfarbe mit einem Wattestäbchen auftupfen. Nach dem Trocknen den Mund und die Mütze auf den Kopf kleben. Als Nase ein Klebepad (ø 1,5 cm) mit Plusterfarbe bemalen und aufkleben. Die Augen mit Fineliner zeichnen, auf den Hut Pompons kleben. Die Haare mit Alleskleber von hinten an den Kopf kleben. Den Kragen ebendort mit Klebepads fixieren. Darauf die Schleife setzen. Den Körper an den vorgegebenen Stellen lochen, mit Musterbeutelklammern zusammensetzen und das Garn anbringen (siehe Skizze auf Vorlagenbogen).
Den Körper mit einem großen Klebepad hinter den Kopf kleben.

Kleiner Walfisch

Schüttelkarte

Die Vorlage übertragen und die Konturen zeichnen. Für das Wasser blaue und weiße Plusterfarbestreifen aufsetzen und mit einem Zahnstocher ineinanderziehen.
Nach dem Trocknen ausschneiden und Walbauch und Flosse mit einem weißen Fineliner ausmalen.
In die Kartenfront passend für das Kugelfenster ein Loch mit einem Kreisschneider oder einer Nagelschere ausschneiden. Von hinten doppelseitiges Klebeband darum herum kleben und das Kugelfenster aufsetzen. Die Kugelhälfte mit Wal und Perlen befüllen. Mit doppelseitigem Klebeband farbigen Tonkarton darüber kleben.
Die Herzen und den Schriftzug mit Klebepads, die Schleife mit Heißkleber fixieren.

Material

- Naturpapier-Doppelkarte, A6: natur
- Kugelfenster, ø 7 cm
- Tonkartonreste: hell-, violett, grün, wasserblau
- Plusterfarbe: lavendel, weiß, hell-, azurblau
- ca. 50 Rainbow-Rocailles, ø 2 mm: grün, hellblau
- Schleifenband mit Drahtkante, 2 cm breit, 30 cm lang: lila-blau

Vorlagenbogen 2B

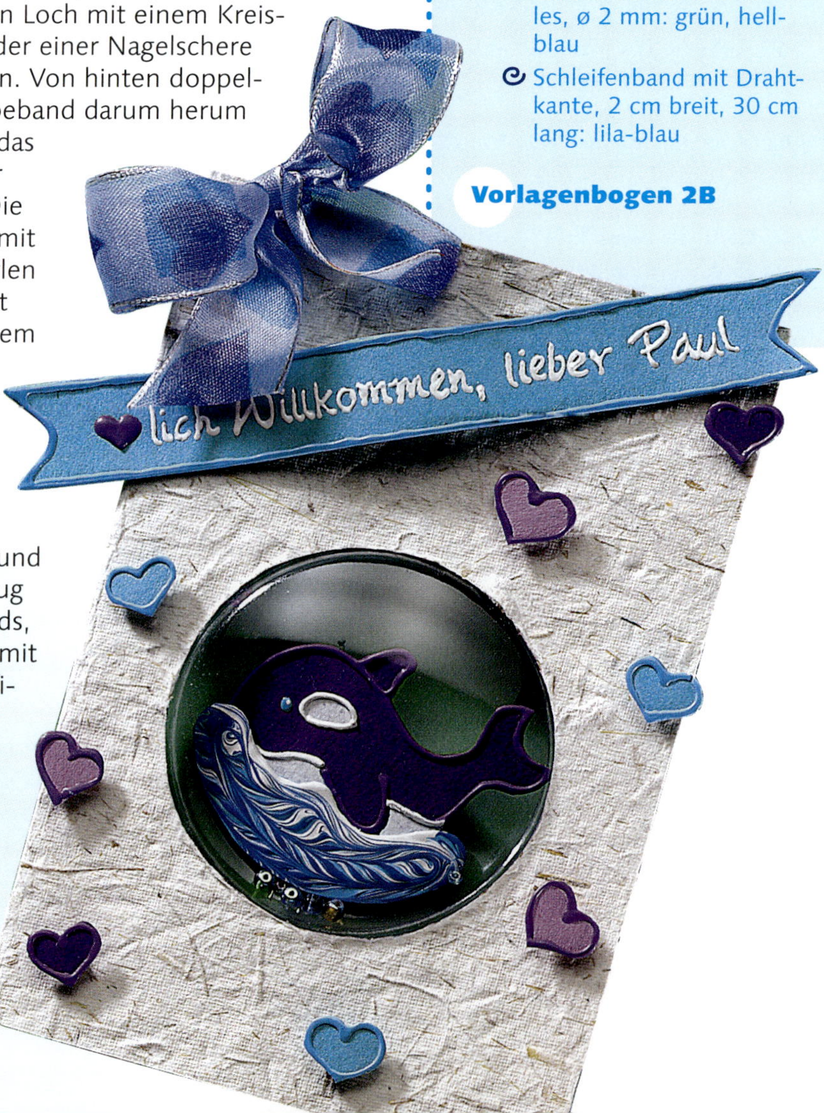

Kätzchenrassel

Schüttelkarte

Die Motivteile wie auf Seite 4 beschrieben gestalten. Die Ohreninnenteile und die Schleife mit Klebstoff aufkleben, die Nase mit einem Klebepad. Fünf Moosgummiplatten (14,5 cm x 10,5 cm) zuschneiden und daraus im unteren Bereich jeweils einen ø 7 cm Kreis herausschneiden. Aus diesen ebenso viele Scheiben mit ø 5 cm zuschneiden. Die Teile jeweils mit Moosgummikleber zusammenkleben. Falls gewünscht, die Ränder mit Plusterfarbe bemalen. Zweimal Mobilefolie in Kartengröße zuschneiden. Eine vorne mit doppelseitigem Klebeband auf die Moosgummiplatte kleben. Den kleinen Moosgummikreis etwa in der Mitte des großen Kreises auf die Folie kleben. Zuckerperlen einfüllen und auf der Rückseite mit Mobilefolie verkleben. Naturpapier für Vorder- und Rückseite zuschneiden, mit Plusterfarbe konturieren (siehe Abbildung). Nach dem Trocknen mit doppelseitigem Klebeband auf die Karte kleben. Katze und Herzen mit Klebepads aufsetzen, das Schild mit Klebstoff, die Schleife mit Heißkleber fixieren.

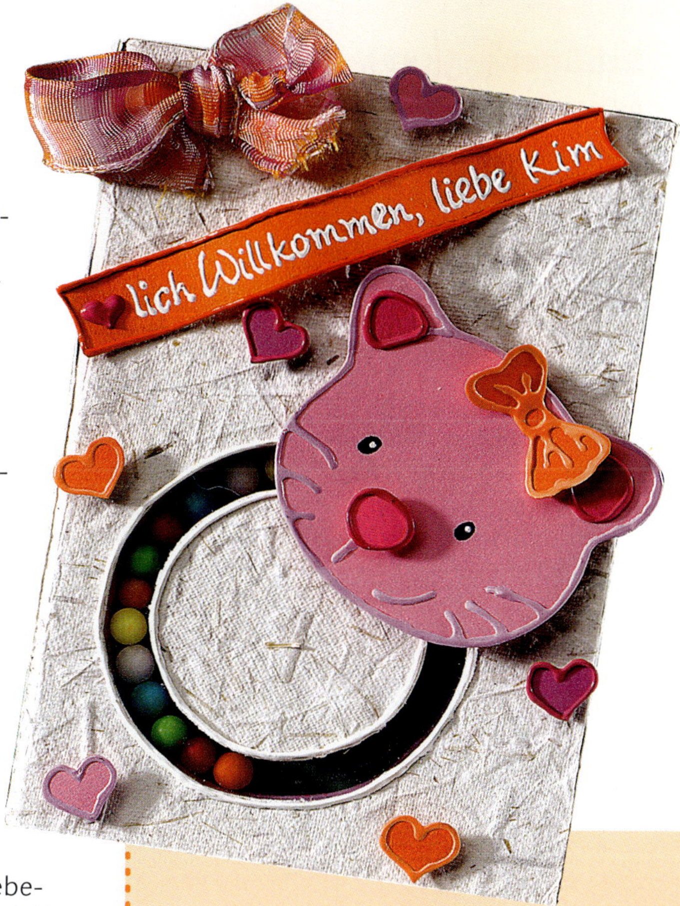

Material

- Tonkartonreste: rosa, orange, magenta
- Naturpapier, A4: natur
- Plusterfarbe: pastellrosa, weiß, pink, pastellorange
- kariertes Schleifenband mit Drahtkante, 2 cm breit, 30 cm lang: orange-rosa
- 2 Platten Moosgummi, 2 mm stark: rosa
- ca. 12 Zuckerperlen, ø 7,5 mm
- Windradfolie, 0,4 mm stark, A5
- Moosgummikleber

Vorlagenbogen 2B

Schöner wohnen

Bilderrahmen

Material

- Holzrahmen, 10 cm x 10 cm (Rahmen, 2 cm breit)
- Tonkartonrest: weiß
- Bindedraht, ca. 10 cm lang: weiß
- Bastel- oder Plakatfarbe: weiß, hellblau, maigrün, rot, violett, gelb
- Kreppklebeband

Vorlagenbogen 3A

Zuerst die Farbtöne mischen:
rot + weiß = rosa
gelb + weiß = hellgelb
violett + hellblau + weiß = flieder
hellblau + weiß = pastellblau
maigrün + weiß = hellgrün
hellgrün + pastellblau = türkis
rosa + hellgelb = hellorange.
Um die ersten zwei Flächen zu bemalen, den Rahmen mit Kreppklebeband an den Ecken im 45° Winkel abkleben. Beim Bemalen die Ränder nicht vergessen. Nach dem Trocknen die Muster laut Abbildung aufmalen. Ebenso bei den anderen Seiten verfahren.
Weißen Tonkarton mit den bunten Farben bestreichen und nach dem Trocknen die Figurenteile auftragen. Trocknen lassen, dann verzieren, für kleine Details einen Zahnstocher verwenden. Wieder trocknen lassen und mit einer Nagelschere ausschneiden. Kleine Details nicht extra fertigen, sondern aufmalen. Die Figuren auf weißen Tonkarton kleben und mit einem schmalen Rand ausschneiden. Nun mit Klebepads zusammensetzen. Die Fühler mit Heißkleber hinter die Köpfe kleben. Mit Klebepads auf den Rahmen aufsetzen.

Im Kerzenschein

Kerzen gestalten

Material

- Vierkantkerze: altrose bzw. hellgrün
- Kerzenstift: weiß, hellgelb, -blau, gelb, orange, rosa, fuchsia, rot (rosa Kerze)
- Kerzenstift: weiß, hellgrün, -blau, violett (hellgrüne Kerzen)
- Wachsplatte: transparent

Vorlagenbogen 2B

Malen Sie die Motive wie auf Seite 5 beschrieben. Nach dem Trocknen fixieren Sie die Motive durch Andrücken auf den Kerzen.

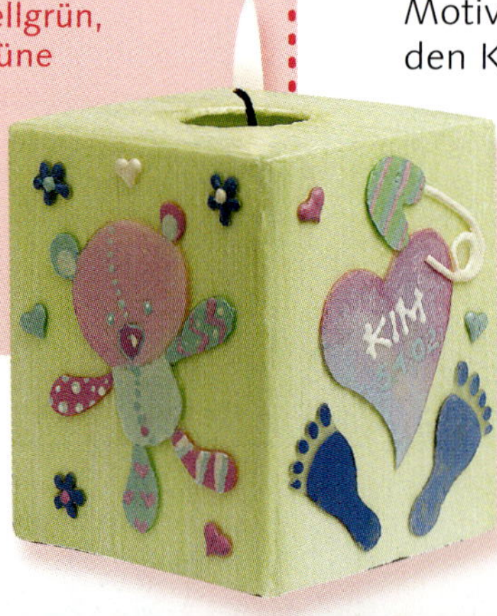

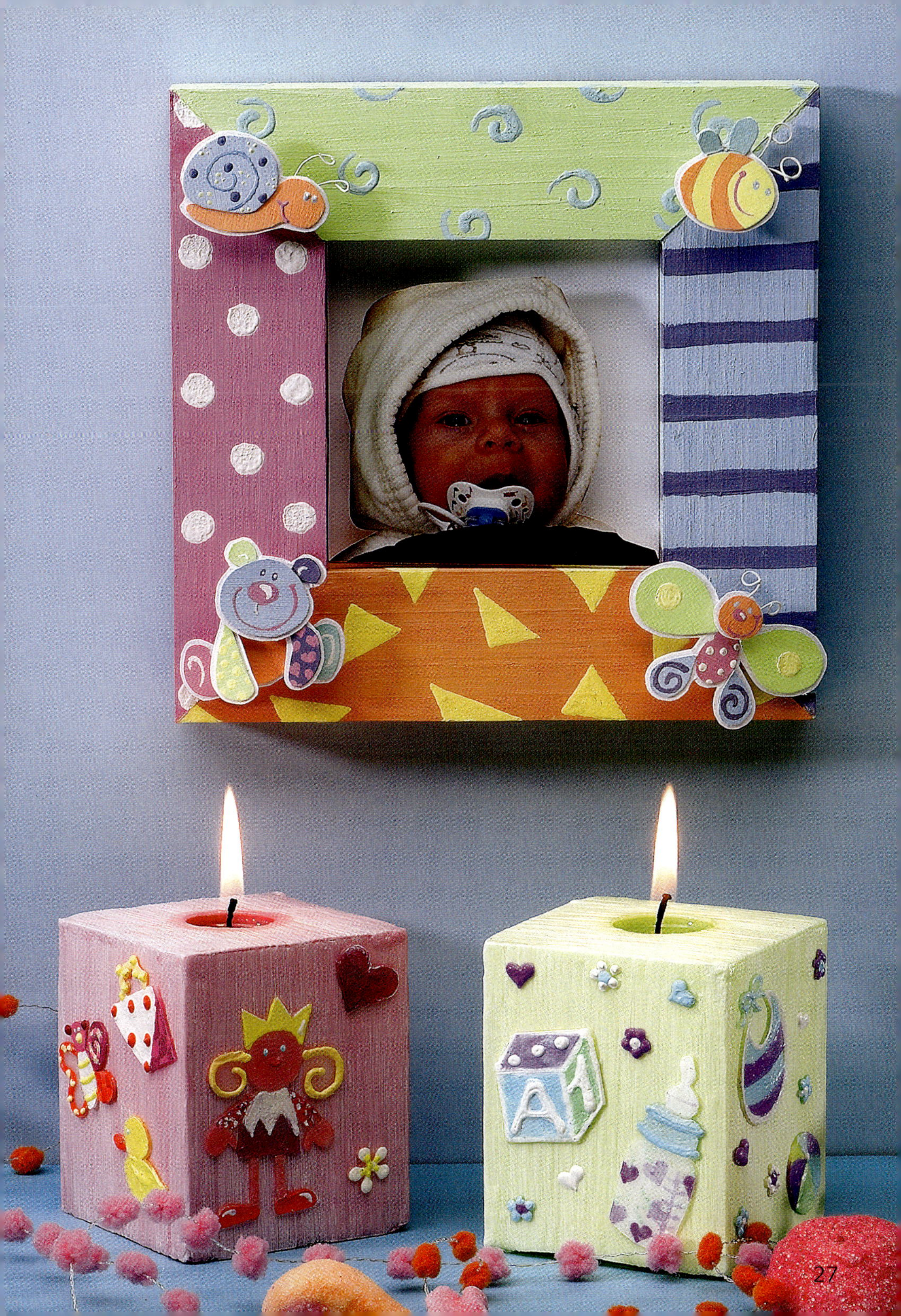

Bunter Tierzug

Scrapbooking – Fotoalbengestaltung

Für die Fotoalbengestaltung dünnen Karton bzw. dünnes Papier verwenden. Wie auf Seite 4 beschrieben die Motivteile erstellen. Die Plusterfarbe nicht zu dick auftragen und darauf achten, dass keine Plusterfarbeteile beim Zusammenklappen des Albums aufeinander liegen. Unter Druck kleben sie sonst zusammen.
Die Motivteile laut Abbildung auf die blauen Untergründe kleben, mit der Wiese beginnen. Darauf die Lok und die Wagons, dann die Räder und anderen Zierteile und Tiere kleben. Die Papierschichten möglichst nicht übereinander kleben, sonst wird das Album zu dick. Die Motive ggf. anpassen.

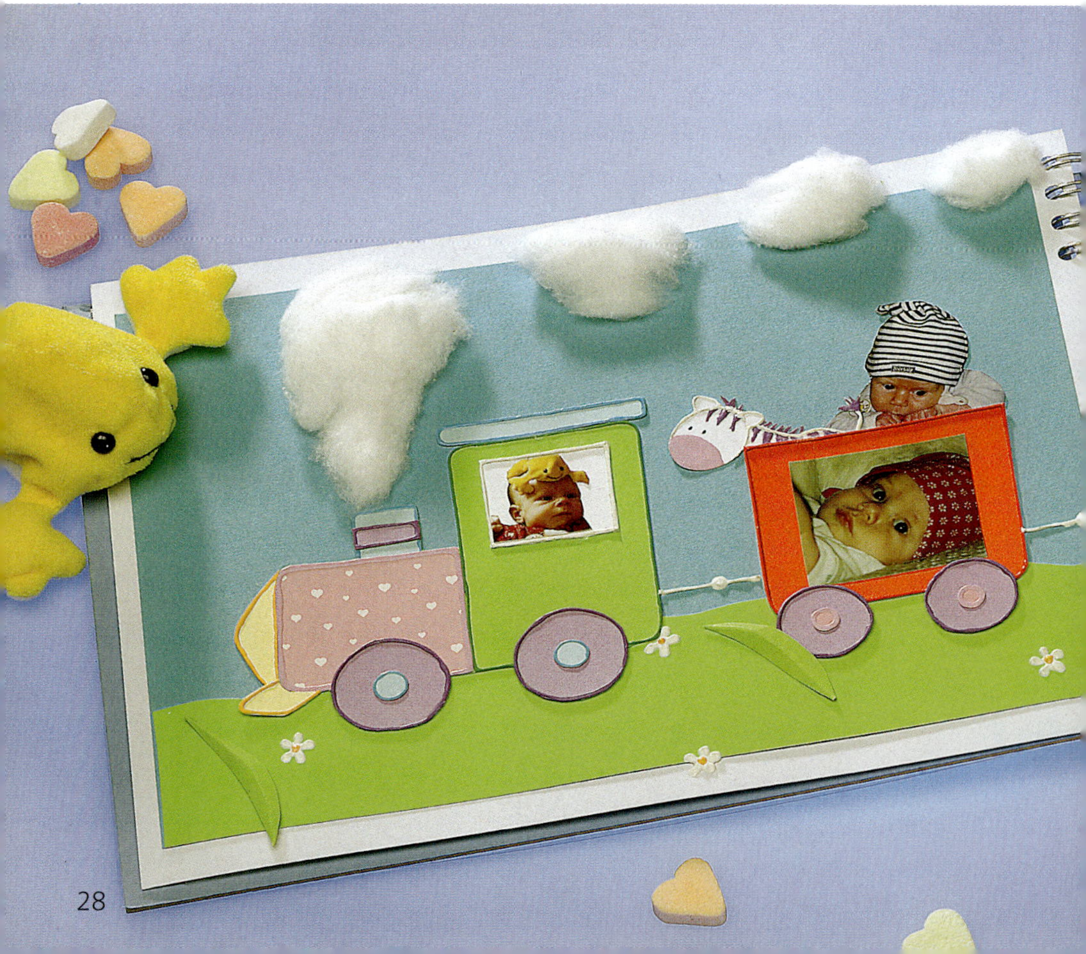

Die Augen der Tiere mit einem schwarzen Fineliner aufmalen, die Kupplungen mit weißer Plusterfarbe. Watte als Dampf mit doppelseitigem Klebefilm aufkleben. Die Grashalmmitten mit einem Falzbein nachfahren und am Rand mit den Fingern entlangstreichen, so dass sie plastisch werden. Mit einem dünnen Klebepad aufsetzen. Kleine Blumen aufmalen.

Material

- dünner Tonkarton, A4: 2 x wasserblau, 1 x hellgrün
- dünne Tonkartonreste: weiß, orange, hellgelb, hellviolett, rosa, hell-, mittelblau, magenta
- Motivpapierrest mit Herzen: rosa
- Motivpapierrest mit Punkten: hellgelb
- Plusterfarbe: pastell-, rosa, pastell-, orange, hellgrün, weiß, lavendel, sonnengelb, hell-, blau
- Watte
- Fotos, Fotoalbum

Vorlagenbogen 3A

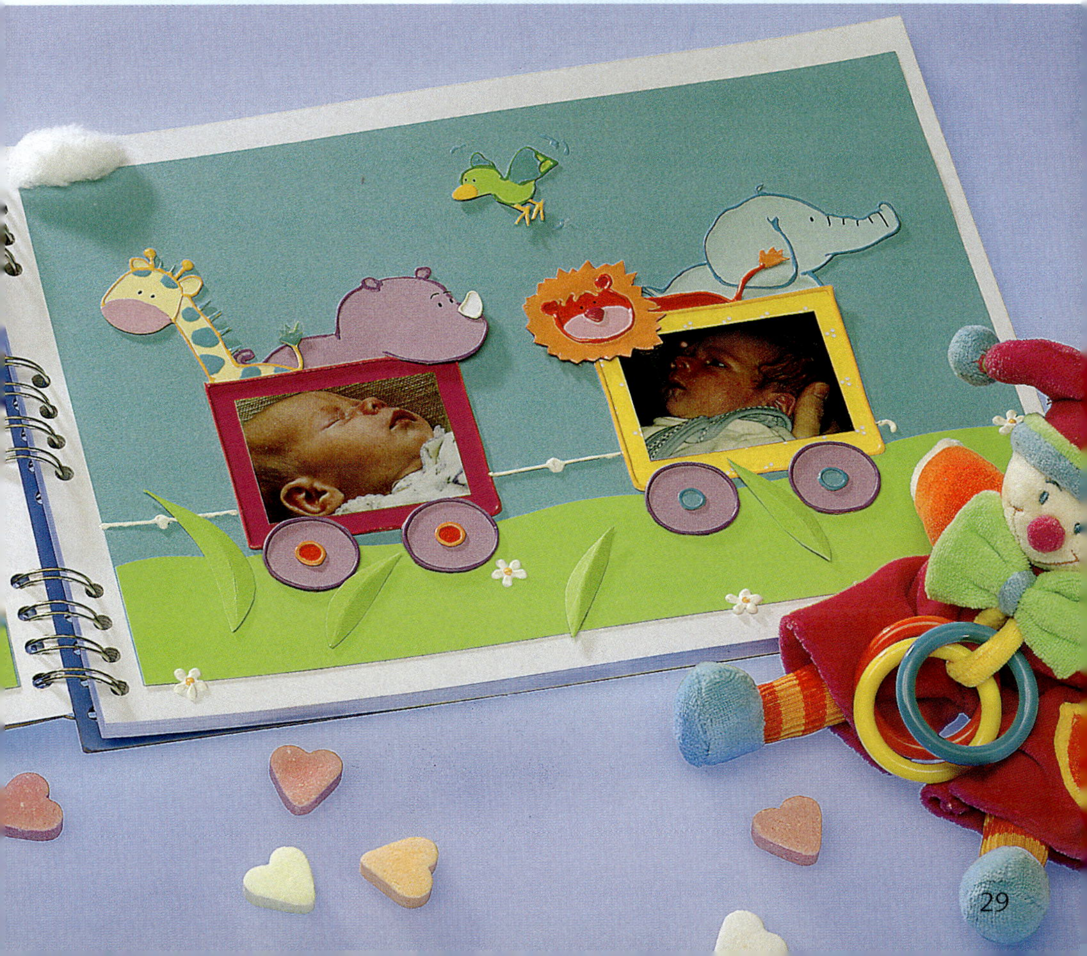

Material

- dünner geprägter Tonkarton, A4: hellblau
- dünne Tonkartonreste: weiß, orange, rosa
- Motivpapierrest mit Herzen: rosa
- Motivpapier mit Punkten, A4: hellgrün
- Plusterfarbe: weiß, hellblau, -grün, pastell-, rosa, pastell-, orange
- Marabufeder: weiß
- Foto

Vorlagenbogen 3A

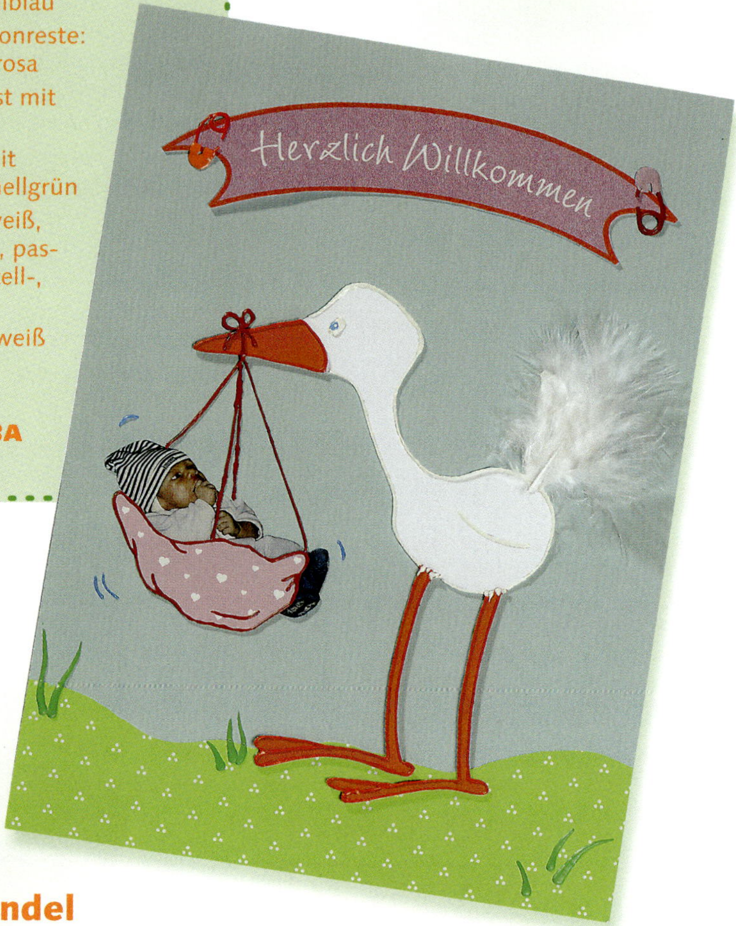

Storch mit Bündel

Scrapbooking – Fotoalbengestaltung

Die Motivteile wie auf Seite 4 beschrieben erstellen. Die von Hand leicht wellig zugeschnittene Wiese auf den Hintergrund kleben und das Gras aufmalen. Die Storchenbeine aufsetzen und den Storch mit Schnabel aufkleben. Das Bündel auf das Foto kleben und die Halter frei Hand mit Plusterfarbe aufmalen. Oben das beschriftete Schild anbringen. Die Sicherheitsnadeln auf einer Prospekthülle malen, nach dem Trocknen abziehen und mit Alleskleber fixieren. Die Feder mit Heißkleber aufsetzen.

Material

- Tonpapier, A4: wasserblau (Hintergrund)
- dünne Tonkartonreste: weiß, orange, gelb, grasgrün, hellblau, blau
- Plusterfarbe: pastell-, rosa, pastell-, orange, hellgrün, weiß, hell-, blau, sonnengelb
- irisierender Malglitter: blautürkis
- Buntstift: rosa, hellblau
- Windradfolienrest
- Fotos, Fotoalbum

Vorlagenbogen 3A

Badetag

Scrapbooking – Fotoalbengestaltung

Das Hintergrundpapier oben frei Hand mit einem gewellten Rand versehen. Alle Motive (auch die Folien-Seifenblase) wie auf Seite 4 beschrieben fertigen. Die Papier-Seifenblasen vorher mit rosa und blauem Buntstift schattieren und nach dem Trocknen der Plusterfarbekontur mit Glitter versehen. Für das Wasser bei der Schildkröte mit Plusterfarbe zwei Blautöne und Weiß in Linien untereinander setzen und mit einem Zahnstocher ineinander ziehen. Alle Teile laut Abbildung oder nach eigenen Vorstellungen aufkleben, die Folie über der Schildkröte nur am Rand aufkleben.

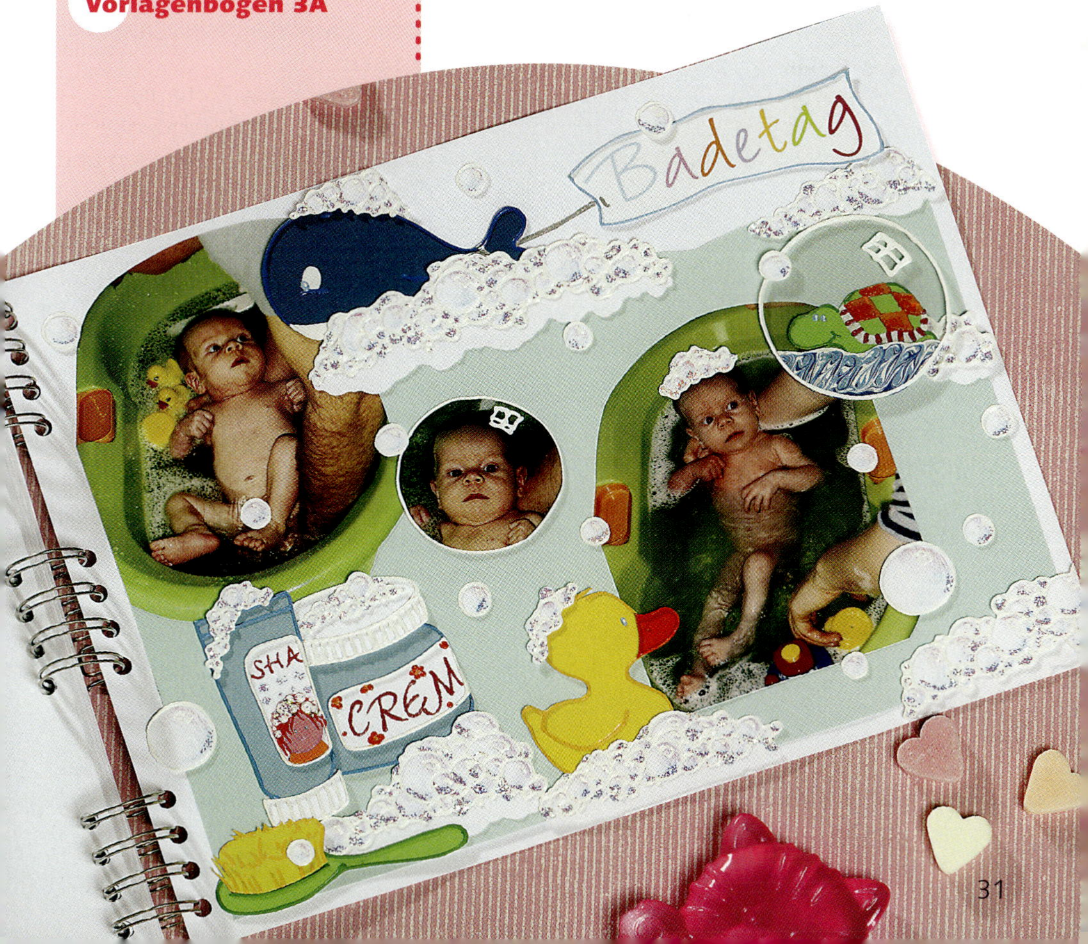

Wir gratulieren . . .

Gruß-, Glückwunschkarten

Material hellblaue Karte

- Metallfolie, Rest
- Drahtrest, ø 1 mm, 2 x 2 cm lang
- Motivpapier mit Kringeln, A4: hellblau
- Wellpappe, 9 cm x 10 cm: weiß
- Tonkarton, 11 cm x 12 cm: zitrone
- Transparentpapier, 7,5 cm x 8,5 cm: blau
- Prickelnadel und weiche Unterlage
- Wellen-, Büttenrandschere

Material rosa Karte

- Metallfolie, Rest
- Tonpapier mit Vichykaros, A4: rosa-weiß
- Tonkarton, 9 cm x 10 cm: orange und 8 cm x 9 cm: weiß
- Transparentpapier, 8 cm x 6,5 cm: rosa
- Satinband- oder Bastrest: weiß
- Wellenrandschere
- Prickelnadel und weiche Unterlage

Material gelbe Karte

- Metallfolie, Rest
- geprägter Tonkarton, A4: hellgelb
- Wellpappe, 14,5 cm x 11,5 cm: weiß
- Tonkarton, 12 cm x 9 cm: wasserblau und 9 cm x 11,5 cm: mittelblau
- Transparentpapier, 10,5 cm x 7,5 cm: lila
- Plusterfarbe: weiß, hellblau, sonnengelb, lavendel
- Buntstift: lila
- Papierband, 6 cm breit, 19 cm lang: weiß
- Faden: weiß
- Wellenrandschere

Vorlagenbogen 3A

Die Metallteile wie auf Seite 5 beschrieben prägen und ausschneiden. Für den Fisch hellgelben und hellblauen Tonkarton mit Plusterfarbe konturieren (siehe Seite 4), nach dem Trocknen ausschneiden und zusammenkleben. Die lila Schattierung vorher mit einem Buntstift aufmalen. Für die Doppelkarten jeweils das A4-Papier mittig falten. Darauf mit doppelseitigem Klebeband die anderen Papiere laut Abbildung fixieren. Die Ränder ggf. vorher mit der Konturenschere beschneiden und die Lochmuster einprickeln. Das Transparentpapier nur in der Mitte, unter den Motiven, befestigen.

Für die hellblaue Karte die Drahtstücke mit Sekundenkleber hinter die Metallteile kleben und die Sicherheitsnadel mit Klebepads auf der Karte fixieren. Auch bei der rosa Karte die Metallteile mit Klebepads aufsetzen. Die kleine Schleife umbinden. Bei der gelben Karte das Taufbecken und den Fisch mit Klebepads fixieren, das zuvor gemalte Wasser (für die Schattierungen weiße Farbkleckse mit einem Zahnstocher mit der blauen Farbe vermischen) mit Alleskleber aufkleben und die Linien und Wassertropfen frei Hand mit Plusterfarbe aufmalen. Das Schild ausschneiden, beschriften und mit einem Klebepad aufsetzen. Die Schleife aus weißem Papierband legen, mit einem Faden zusammenbinden und aufkleben.

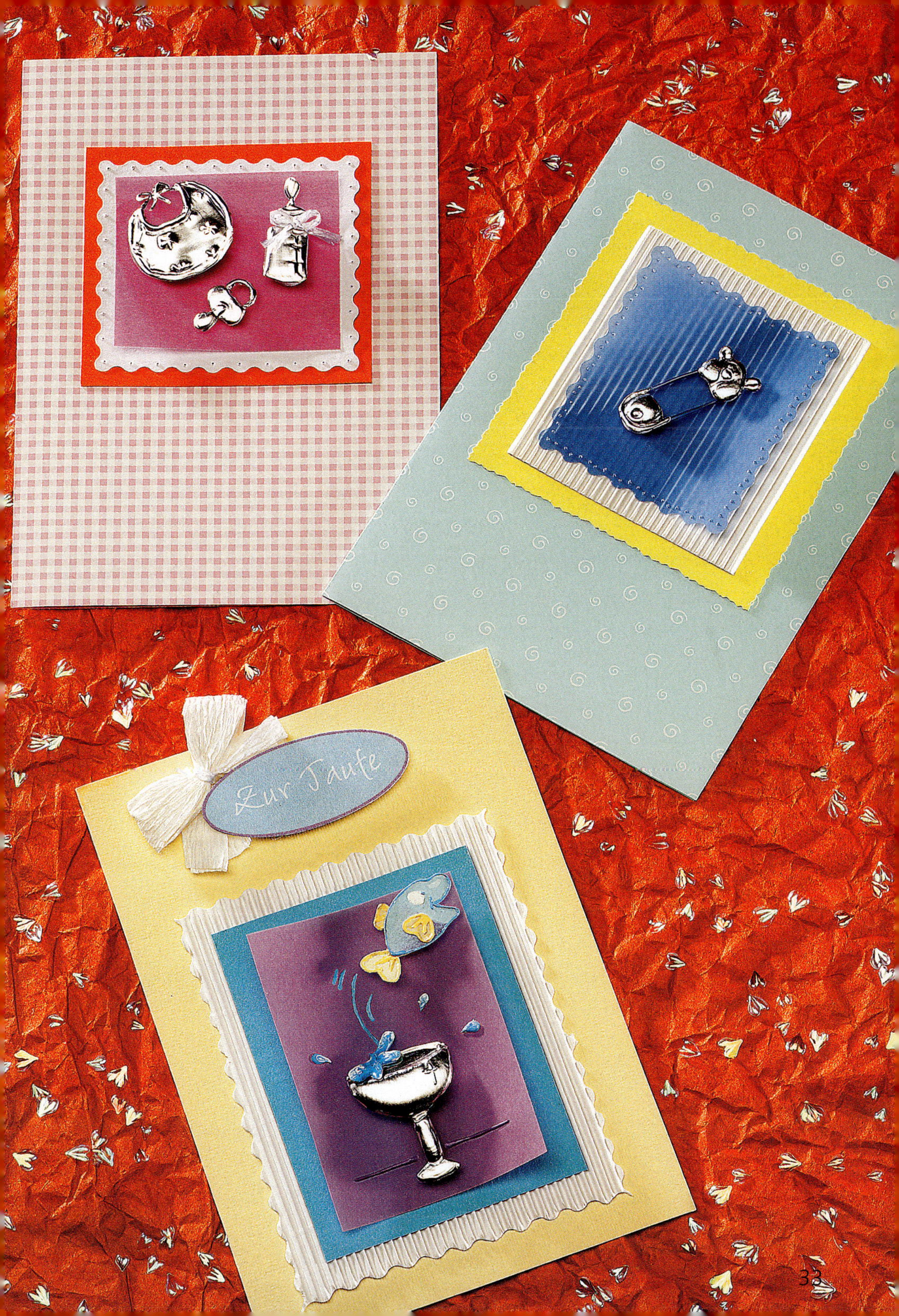
Zur Taufe

Zur Taufe

Tischdekoration

(Beschreibungen auf Seite 36/37)

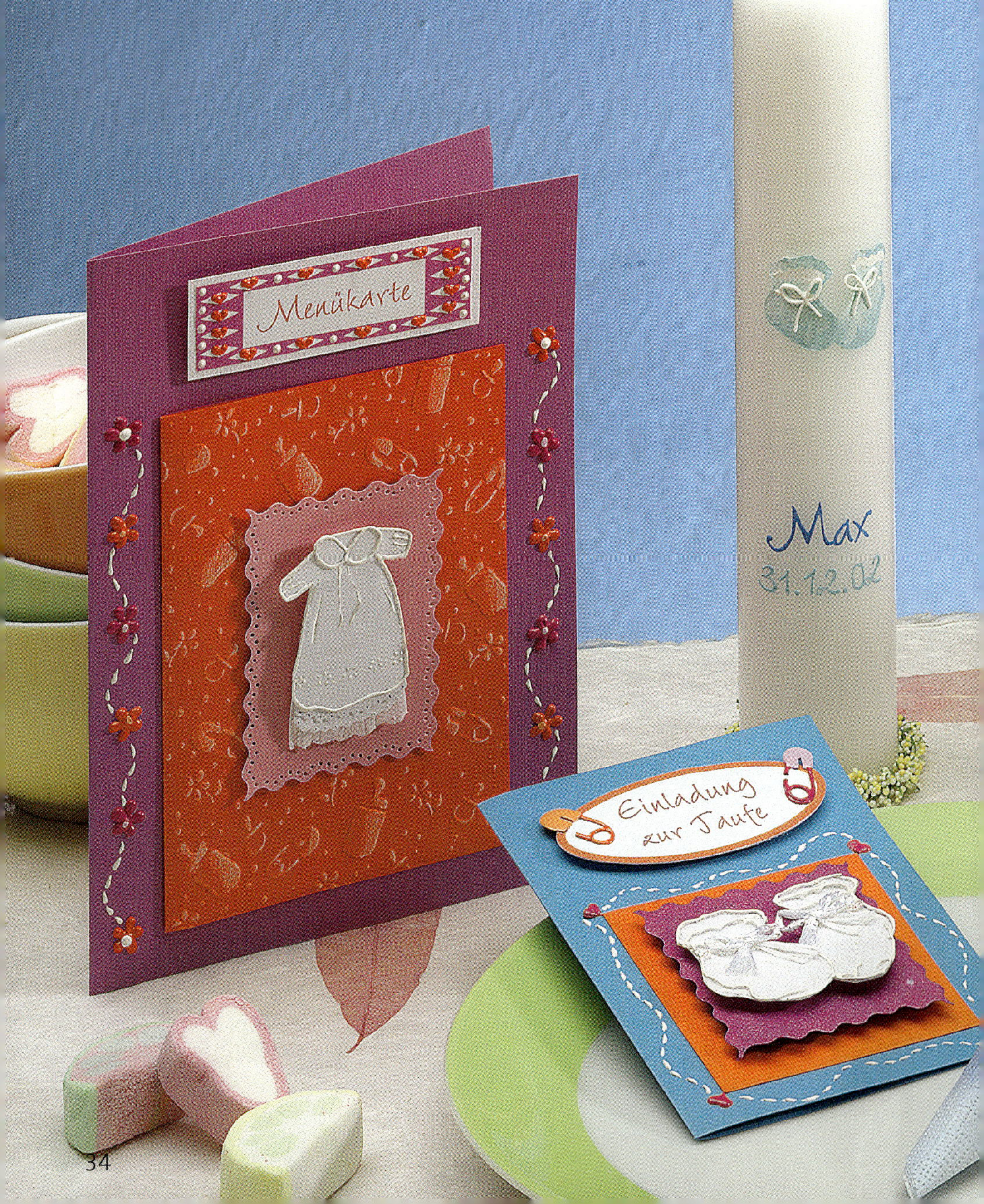

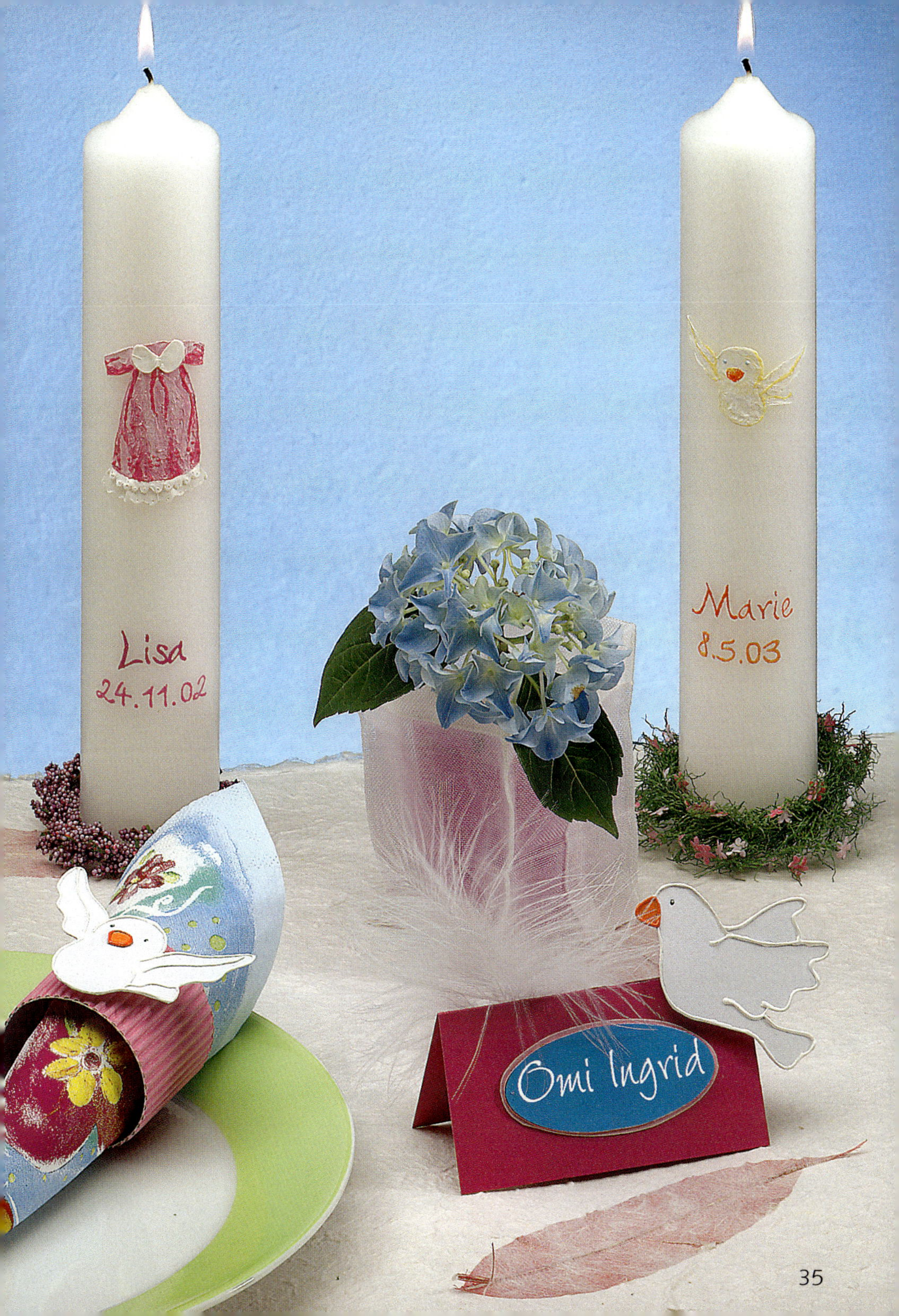
Lisa
24.11.02
Marie
8.5.03
Omi Ingrid

Zur Taufe

Tischdekoration

(Abbildung auf Seite 34/35)

Serviettenringe

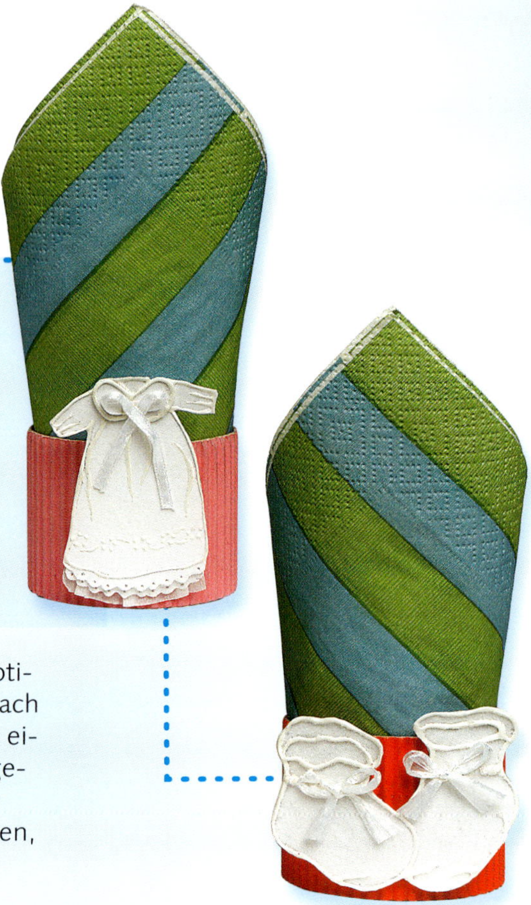

Material pro Serviettenring

- Wellpappe, 8 cm x 14 cm: rosa bzw. orange
- Plusterfarbe: weiß
- Tonkartonrest: weiß, ggf. orange
- Satinband bzw. glänzender Edelbast: weiß
- evtl. Samtpulver: weiß

Vorlagenbogen 3B

Wie auf Seite 4 beschrieben alle Motive konturieren und verzieren und nach dem Trocknen ausschneiden. Mit je einem Klebepad auf dem zusammengeklebten Wellpappering fixieren. Die Schuhe evtl. mit Samtpulver bekleben, dann sind sie „babyweich".

Material pro Kerze

- Taufkerze, ø 5 cm, 27 cm hoch: weiß
- Kerzenstift: weiß, hellblau, orange, hell-, gelb (Taube)
- Kerzenstift: weiß, hell-, blau (Schuhe)
- Kerzenstift: weiß, rosa, fuchsia (Kleid)
- Wachsplattenreste: weiß, transparent

Vorlagenbogen 3B

Taufkerzen

Die Motive wie auf Seite 5 beschrieben malen und auf den Kerzen fixieren.

Schnürsenkel, zweiten Unterrock, Schleife und Taufkleidkragen aus weißer Wachsfolie fertigen. Für Schnürsenkel und Schleife schmale, lange Streifen zuschneiden, zu Schleifen legen, leicht andrücken und ggf. mit weißer Kerzenfarbe fixieren. Kragen und Unterrock nach Vorlage ausschneiden, ggf. den Lochrand einprickeln, und auf bzw. hinter dem Kleid durch Andrücken fixieren.

Name und Geburtsdatum frei Hand aufschreiben.

Menü- und Einladungskarten

Die Karten können mit allen Motiven gefertigt werden.

Für die Doppelkarte den A4- bzw. A5-Bogen mittig falten und mit verschiedenen Papieren bekleben. Vorher ggf. mit der Wellenrandschere beschneiden und den Lochrand einprickeln. Bei der Menükarte Babymotive einprägen. Dazu die Schablone auf einen Leuchttisch legen, darüber das Papier. Mit einem dünnen Prägestift die Motive eindrücken. Mit einem Buntstift schattieren.

Die weißen Motive (siehe links) sowie die gestalteten Schilder mit Klebepads aufsetzen. Für das rechteckige Schild ein weißes (3 cm x 9 cm) und ein rosa Schild zuschneiden (2,5 cm x 8 cm). Die Sicherheitsnadeln auf einer Prospekthülle malen und nach dem Trocknen mit Alleskleber aufkleben.

Mit Plusterfarbe die Blumenranken bzw. die gestrichelten Linien an die Seiten setzen.

Material pro Menükarte

- Tonkarton, A4: magenta
- Tonkarton, 10,5 cm x 15 cm: orange
- Tonkarton, 6 cm x 8 cm: rosa
- Tonkartonrest: weiß
- Plusterfarbe: weiß, pastellrosa, pastell-, orange
- Buntstift: weiß, pink
- Wellenrandschere
- Leuchttisch, dünner Prägestift
- Metallschablone: Gänseblümchen, Babybordüre
- ggf. glänzender Edelbast
- Kreppapierrest: weiß

Material pro Einladungskarte

- Tonkarton, A5: mittelblau
- Tonkartonrest: weiß
- Tonkarton, 8 cm x 8 cm: orange
- Seidenpapier, 7 cm x 7 cm: magenta
- Plusterfarbe: weiß, pastell-, rosa, pastell-, orange
- Wellenrandschere
- ggf. glänzender Edelbast
- Kreppapierrest: weiß

Vorlagenbogen 3B

Material pro Namensschild

- Tonkartonreste: blau, rosa, weiß, magenta, ggf. orange
- Plusterfarbe: weiß, ggf. orange
- Feder: weiß
- ggf. Krepppapier, Rest: weiß
- ggf. Kunstbast, 2 x 20 cm lang: weiß
- ggf. Satinband oder glänzender Edelbast, 20 cm lang

Vorlagenbogen 3B

Namensschilder

Namensschilder können mit allen Motiven der Serviettenringe gefertigt werden. Die Motive wie oben beschrieben fertigen. Den pinkfarbenen Karton (10 cm x 10 cm) mittig falten. Das blaue Schild mit einem weißen Fineliner beschriften und zusammen mit dem rosa Schild aufkleben. Eine Feder mit Heißkleber hinten am Schild befestigen. Das Symbol mit einem Klebepad befestigen.

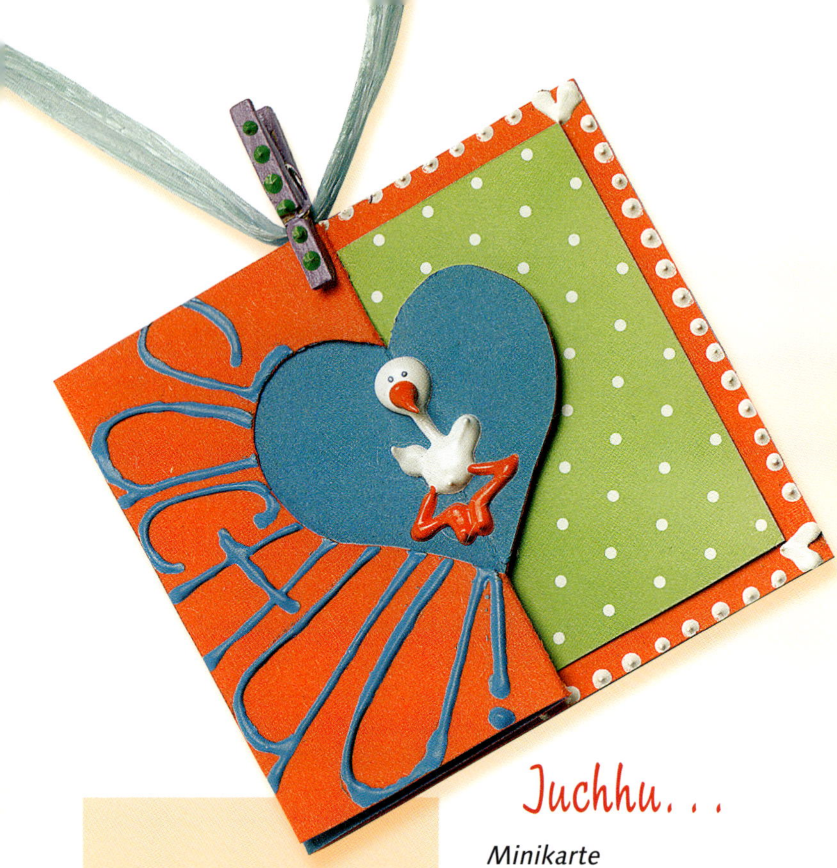

Juchhu...

Minikarte

Material

- Motivpapierrest mit Punkten: hellgrün
- Duo-Tonkarton, 7 cm x 16 cm: orange/blau
- Plusterfarbe: weiß, orange, hellblau, -grün, lavendel
- Miniklammer

Vorlagenbogen 1A

Den Tonkarton zur Doppelkarte falten. Die linke Seite noch einmal zur Hälfte falten. An den Falz die Vorlage für das Herz anlegen und übertragen. Die Karte entfalten und das halbe Herz mit einem Cutter einschneiden.
Wieder zur Doppelkarte mit halber Front falten und das Herz aufklappen. Storch und Schriftzug übertragen und gestalten (siehe Seite 4 und 19). In die Karte Motivpapier (6 cm x 7 cm) kleben und die Ränder mit weißer Plusterfarbe gestalten (siehe Abbildung). Eine mit Plusterfarbe bemalte Miniklammer hält die Karte geschlossen.

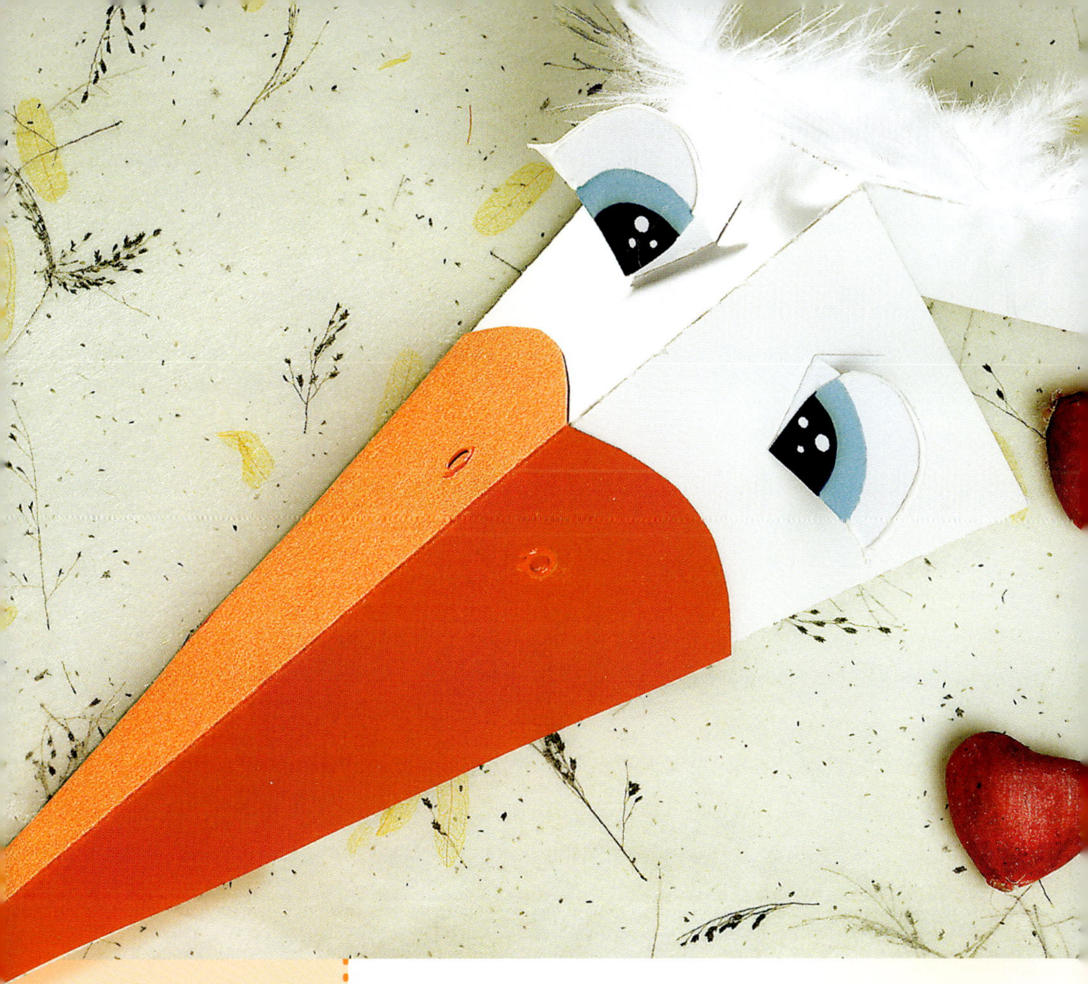

Storchen-Geschenktüte

Geschenkverpackung

Material

- Tonkarton, A4: weiß, orange
- Plusterfarbe: weiß, hellblau, orange
- 3 Hahnenfedern: weiß

Vorlagenbogen 3B

Die Vorlage für die Tüte übertragen. Alle Falzlinien mithilfe des Falzbeines vorarbeiten. Die Tüte falten. Die schraffierte Fläche mit Klebstoff bestreichen und hinter die Fläche A kleben. Den orangefarbenen Schnabel ausschneiden, die Plusterfarbekreise aufmalen, trocknen lassen und den Schnabel aufkleben. Die Verschlussklappe des Storches mit Federn bekleben. Die Augen ausschneiden, jeweils Pupille und Iris mit Plusterfarbe aufmalen und nach dem Trocknen an der schraffierten Fläche aufkleben.

Material Gratis Windeln

- Doppelkarte, A6: hellgrün
- Tonkartonreste: hell-, violett, weiß, rosa
- Tonpapierreste: hellblau, rosa, orange, pink
- Motivpapierrest: hellblau-weiß gestreift
- Plusterfarbe: pastell-, rosa, hellblau, orange, weiß, lavendel
- Schwammtuch
- Feinkrepprest: weiß
- 2 Streichholzschachtelhüllen
- Velourspapier, 14,5 cm x 11 cm: weiß
- Faden, ca. 5 cm lang: weiß

Vorlagenbogen 3B

Gratis-Windeln

Gutscheinkarte

Das Velourspapier in die Klappkarte kleben. Überstehende Ränder abschneiden. Die Vorlagen übertragen. Mit Plusterfarbe konturieren und bunt bemalen (siehe Abbildung und Seite 4). Nach dem Trocknen ausschneiden.
Für den Wickeltisch den violetten Tonkarton und den Rahmen aus Schwammtuch zuschneiden. Das Schwammtuch an den Schnittflächen mit Plusterfarbe bemalen und nach dem Trocknen aufkleben. Oben das hellviolette Teil aufkleben.
Für die Windel das Krepppapier zuschneiden, das bemalte Tonkartonteil aufkleben und die Windel fixieren.
Die Zugschnur hinten an die bemalte Spieluhr kleben, vorher einen Plusterfarbepunkt ans untere Ende setzen. Die Spieluhr mit einem Klebepad auf der Kartenwand fixieren.
Für die Windelpackung zwei Streichholzschachtelhüllen an den breiten Seiten aufeinander kleben und mit Tonpapier umkleben. Innen einen Teil der Zwischenwand herausschneiden. Mithilfe eines Pinsels mit Plusterfarbe innen bemalen. Nach Belieben mit weiteren Windeln füllen.
Das Quadrat mit dem Baby sowie den pinkfarbenen Streifen aufkleben und einige Herzen mit Plusterfarbe auf die Box malen.
Das beschriftete Rechteck (10,5 cm x 3,5 cm) mit Klebepads auf der Karte fixieren.
Hinter der Karte als Ständer ein aus einem Pappstreifen (5 cm x 28,5 cm) gefaltetes Dreieck anbringen. Dieses bei ca. 8 cm, 14 cm und 20,5 cm falten und zusammenkleben.

Baby im Korb

Blumenstecker

Die Vorlage übertragen, alle Konturen mit Plusterfarbe nachzeichnen und den Kopf nach dem Trocknen ausschneiden. Der Schnuller ist aufgemalt.
Das Körbchen mit Serviettenröllchen füllen und obenauf den Kopf mit Heißkleber oder einem Klebepad setzen.
Den Holzstab mit Heißkleber am Körbchenboden fixieren.

Material Baby im Korb

- Serviette: blau
- Bastelkörbchen, ca. 5 cm hoch, 7 cm lang
- Tonkartonreste: rosa, weiß
- Motivpapierrest: hellblau-weiß gestreift
- Plusterfarbe: pastellrosa, hellblau, weiß, orange
- Schaschlikspieß

Vorlagenbogen 3B

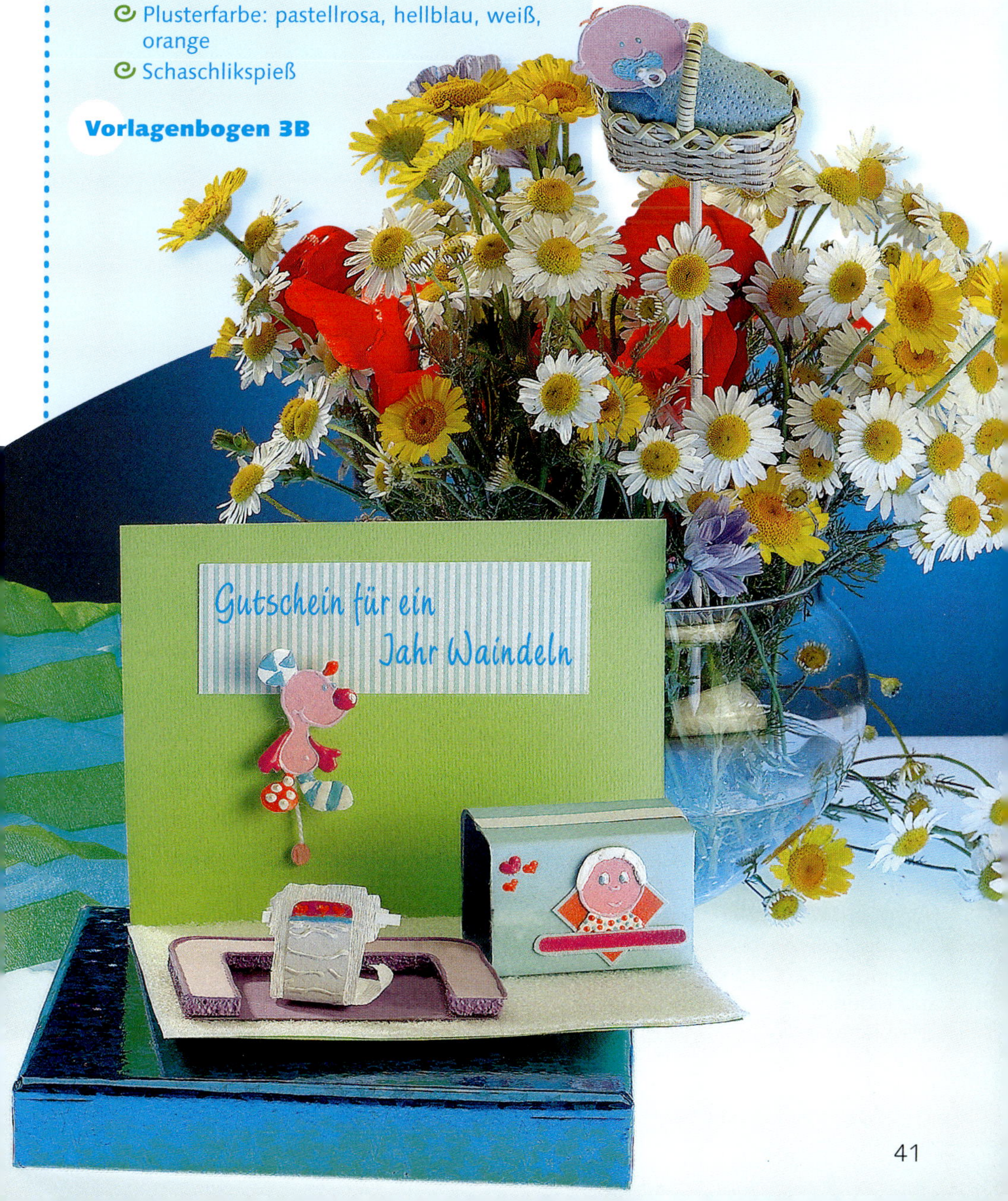

Teddy-Gruß

Geschenkanhänger, Minikarte

Den sitzenden Teddy und die Herzen anfertigen (siehe Seite 4). Die Blume mit Plusterfarbe auf eine Glasplatte malen und nach dem Trocknen laut Herstellerangaben aufplustern. Den blauen Tonkarton (6 cm x 8 cm) beschriften. Den Bicolor-Tonkarton ziehharmonikaartig bei 8 cm und 16 cm falten. Vorne noch einmal mittig nach rechts falten. Wieder aufklappen und links die halbe Teddyform am Falz anlegen, übertragen und auf mit dem Cutter auf einer geeigneten Schneideunterlage einschneiden. Den blauen Karton aufkleben, den gelben stehenden Teddy darüber klappen und mit einem Klebepad den sitzenden fixieren. Die Herzen in die Ecken und mit Sekundenkleber die Blume auf die Miniklammer kleben. Diese hält die Karte zusammen.

Material Teddy-Gruß

- Tonkartonrest: hellgelb, weiß, mittelblau
- Bicolor-Tonkarton, 9,5 cm x 24 cm: grün/gelb
- Plusterfarbe: weiß, sonnengelb, pastellrosa
- Miniklammer

Vorlagenbogen 2B

Material Pinguinkarte

- Tonkarton, A3: grasgrün
- Tonkartonreste: hellviolett, mittelblau
- Plusterfarbe: hellgrün, -blau, weiß, lavendel
- Satinband, 3 mm breit, ca. 50 cm lang: weiß
- Stempel „Unser Baby ist angekommen"
- Stempelkissen: weiß

Vorlagenbogen 3B

Kleiner Pinguin

Gruß-, Bekanntmachungskarte

Die Motivteile anfertigen (siehe Seite 4). Den Body zuschneiden: den ganzen Body als Rückenteil, das mittlere, hemdchenlange Teil sowie das Oberteil. Die weißen Ränder nach dem Trocknen der Konturen mit einem weißen Lackstift ausmalen.
Die gestrichelten Linien auf dem oberen und mittleren Bodyteil mit einem Falzbein nachziehen und nach oben falten. Die Karteninnenteile nach Belieben bestempel, beschriften oder mit Babyfotos bekleben. Den Body zusammensetzen, dazu das obere Teil auf dem linken, das mittlere auf dem rechten Arm bis zur Falzkante auf der Grundfläche festkleben. Den zugeklappten Body lochen. Das Band durchziehen und den Body mit einer Schleife verschließen.
Den Pinguin zusammen- und auf die Karte kleben. Die Augen sind mit Plusterfarbe aufgemalt.

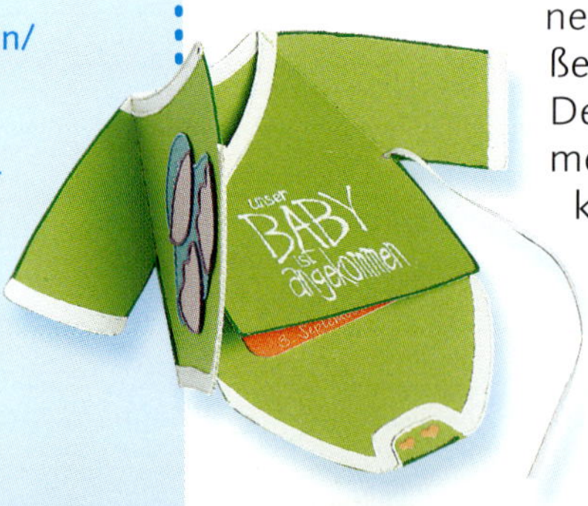

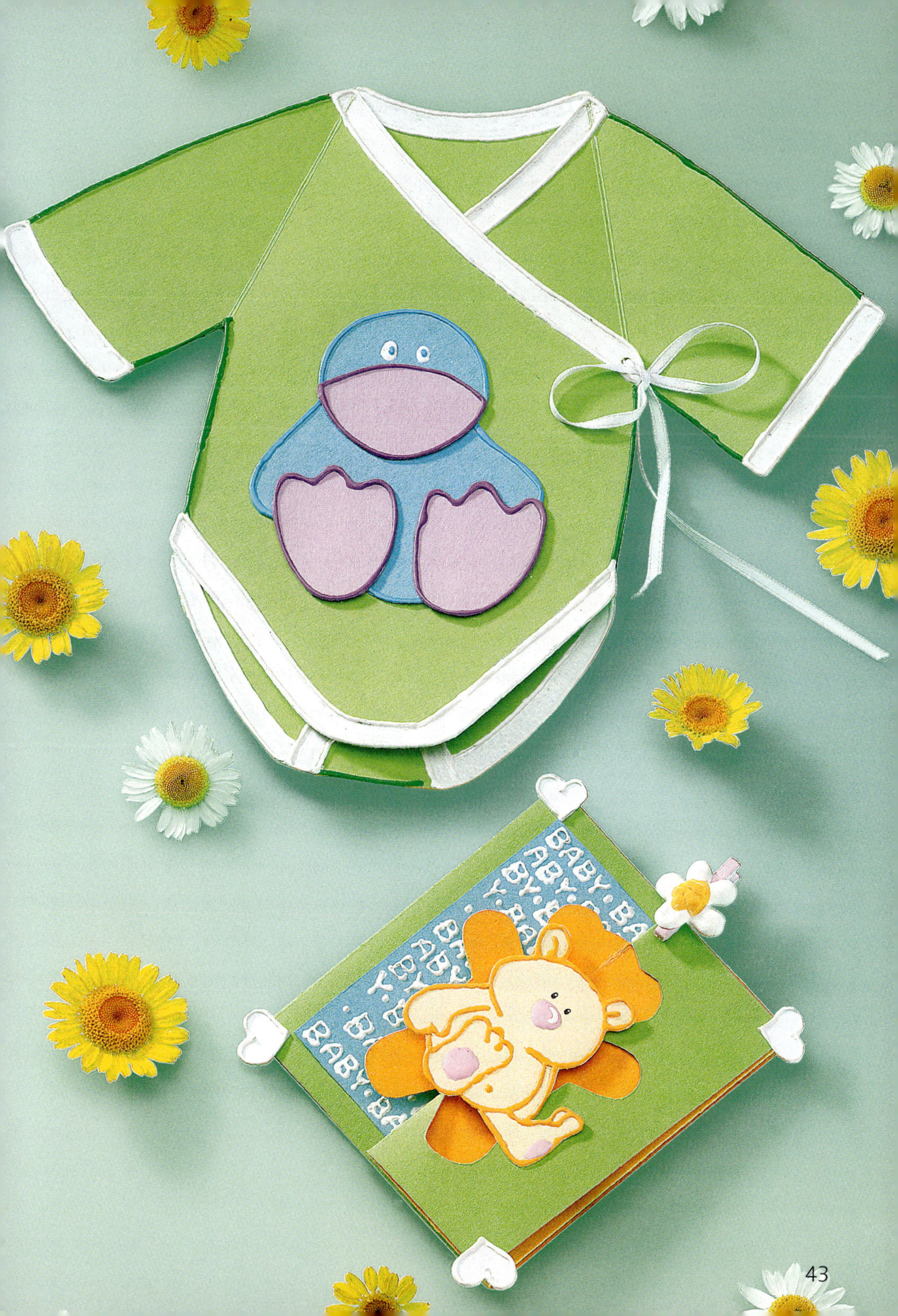
BABY

Kleine Bienchen

Geschenkverpackung

Das Geschenk hellgrün verpacken und mit einem rosa Band verschließen. Aus der Kordel ein Herz formen und dieses beim Binden der Schleife mit einfassen. Mit Kräuselbandstücken schmücken.
Die Bienen wie auf Seite 4 beschrieben anfertigen. Die blauen Streifen und die Füße werden aufgemalt. Auf einer Glasscheibe Herz, Fühlerenden und Blumen malen. Nach dem Trocknen (siehe Herstellerangaben) abziehen. Die Zahnstocher mit Plusterfarbe bemalen und nach dem Trocknen weiße Streifen aufsetzen. Die Flügel mit einem Fineliner auf Folie übertragen, ausschneiden und mit Glitter bemalen.
Nach dem Trocknen die Köpfe, Arme und Flügel mit Klebepads von hinten an den Körper kleben.
Die Drahtfühler biegen und mit Klebepads von hinten an den Köpfen befestigen. Vorher mit Klebepads die gelben Fühlerenden aufkleben. Die Flügel an den Markierungen nach hinten knicken und mit Alleskleber aufkleben. Zahnstocher und Herz mit Sekundenkleber befestigen.
Die Blätter zuschneiden, mit dem Falzbein die Mitte nachfahren und die Ränder mit den Fingern leicht nachstreichen. Mit Klebepads befestigen. Die Blumen mit Alleskleber fixieren.
Aus gelben Tonkarton einen Streifen zuschneiden (1 cm x 19 cm) und bei 7 cm und 12 cm knicken. Die rechte über die linke Seite kleben, so dass ein Halbkreis entsteht, und die flache Seite von hinten an die Bienenköpfe kleben. Den Bogen mittig mit Klebepads am Geschenk befestigen. Die Schilder mit Heißkleber befestigen.

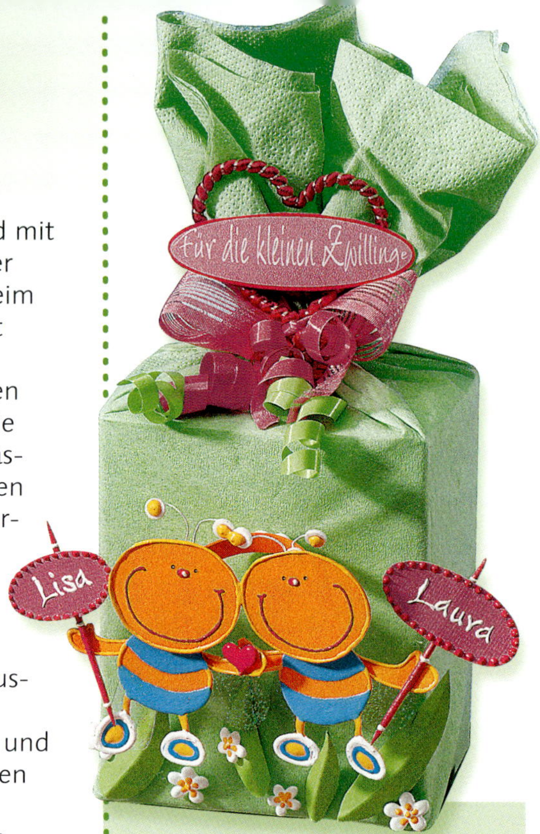

Material

- Tonkartonreste: gelborange, grasgrün, rosa
- Plusterfarbe: weiß, hellblau, sonnengelb, rosa
- Bindedraht, 2 x 4 cm: weiß
- irisierender Malglitter: blautürkis (Flügel)
- Schleifenband, ca. 2,5 cm breit, 25 cm lang: rosa
- Kräuselband, ca. 50 cm lang: rosa, grün
- Kordel, ø 5 mm, 30 cm lang: pink
- Serviette oder Geschenkpapier: hellgrün

Vorlagenbogen 4A

Das erste Hemdchen

bemalter Body

Mit einem Bügelmusterstift die Vorlage auf Transparentpapier übertragen. Das Papier wenden und auf dem Stoff platzieren. Diesen vorher waschen, um die Appretur zu entfernen. Als Schutz und für einen glatten, festen Untergrund dicke Pappe einlegen. Zum Übertragen das Motiv mit einem Stift nachzeichnen.
Zuerst die Flächen mit Stoffmalfarbe ausmalen, dabei die Herstellerangaben beachten. Die Konturen und Verzierungen mit Plusterfarbe zeichnen. Beim Malen den Plusterfarbestift fest in den Stoff eindrücken, sonst kann sich die Plusterfarbe später beim Waschen wieder lösen. Beachten Sie auch die Herstellerangaben.
Für den Rasen hellgrüne und sonnengelbe Plusterfarbe vermischen und mit einem Pinsel nach Belieben auftragen. Die Grashalme in Hellgrün malen.
Nach dem Trocknen den Body nach Herstellerangaben im Ofen aufplustern.

Material

- Plusterfarbe: pastell-, rosa, pastell-, orange, weiß, hellblau, -grün, sonnengelb
- Stoffmalfarbe; weiß, gelb, azurblau, metallic rosé
- Bügelmusterstift
- Pappe

Vorlagenbogen 3B

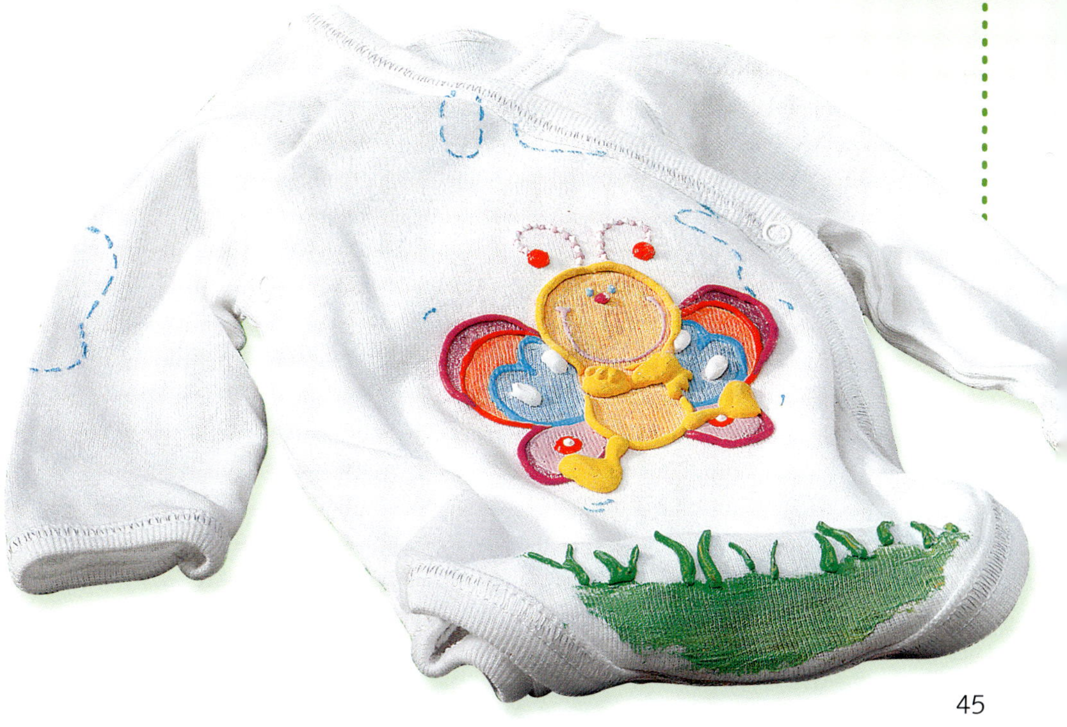

Wau! Wau!

Thermometer mit Hund

Alle Motivteile wie auf Seite 4 beschrieben fertigen. Nach dem Trocknen einen Schlitz in Skalagröße einschneiden. Das Thermometer mit starkem, doppelseitigem Klebeband hinter den Tonkarton kleben und die Skala beschriften. Mit Klebepads den Schnuller und die grüne Verzierung aufsetzen.
Den Hund aus den einzelnen Motivteilen zusammensetzen. Rechte Pfote und Schwanz von hinten aufkleben, die linke Pfote und Tatze mit Klebepads vorne aufsetzen. Etwas höher (Klebepads übereinander kleben) die zusammengeklebte Flasche anbringen, noch weiter erhöht den Kopf. Mit Klebepads auf dem Thermometer befestigen.

Material Wau! Wau!

- Tonkarton, A4: weiß
- Tonkartonreste: violett, mitttelblau, grün, orange
- Plusterfarbe: pastellorange, hellgrün, weiß, azurblau, lavendel
- rechteckiges Thermometer, 3 cm x 18 cm

Vorlagenbogen 4A

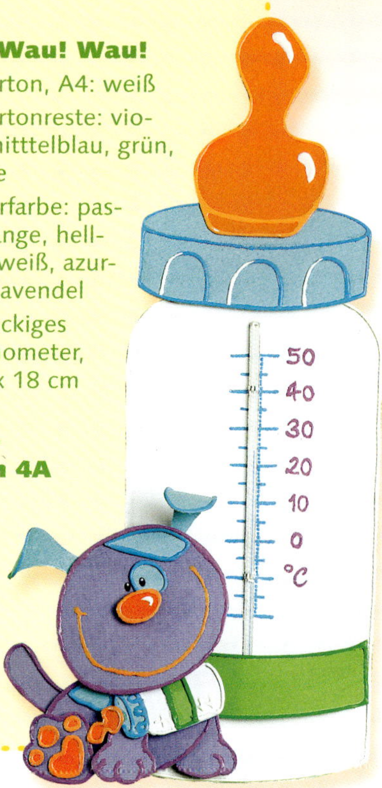

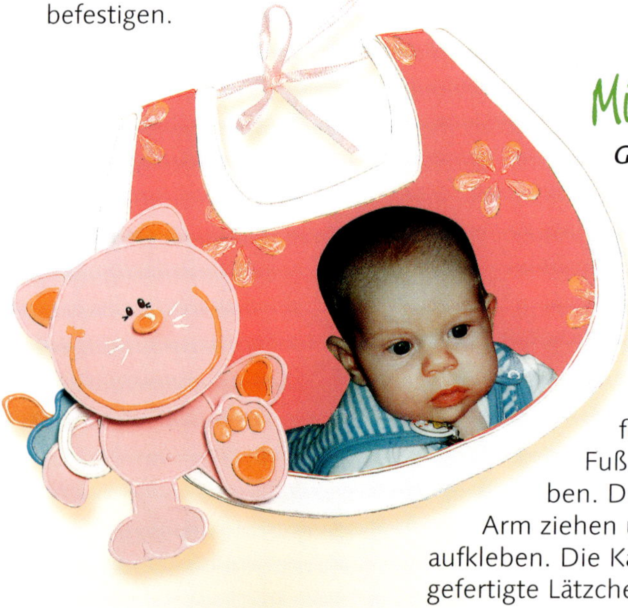

Miau!

Grußkarte

(Variante auf Titelseite)

Die Motivteile wie auf Seite 4 beschrieben anfertigen. Den linken Arm der Katze direkt aufkleben, den rechten mit Klebepads hinten befestigen. Ebenso den linken Fuß und die Nase vorne aufkleben. Den Schnullerhalter über den Arm ziehen und von hinten den Schnuller aufkleben. Die Katze auf das als Doppelkarte gefertigte Lätzchen setzen. Die magentafarbene

Fläche vorher aufkleben. Die Blumen sind mit Plusterfarbe aufgemalt. Für das Muster in den Blüten außen pastellorange, in der Mitte weiße und innen rosafarbene Kleckse setzen und mit einem Zahnstocher ineinanderziehen. Die Satinbandenden in der Karte fixieren.

Material Miau!

- Tonkarton, A3: weiß
- Tonkarton, A4: magenta
- Tonkartonreste: orange, mittelblau
- Plusterfarbe: pastell-, rosa, pastellorange, azurblau, weiß
- Satinband, 3 mm breit, ca. 25 cm lang: rosa
- ggf. Foto

Vorlagenbogen 4A

Kleines Mäuschen

Geldgeschenkkarte

Für den Käse alle Teile konturieren und ausschneiden (siehe Seite 4). Das zitronengelbe Papier zur Klappkarte falten und die Käsedecke und den Untergrund aufkleben. Innen auf die Rückseite die Windradfolie mit doppelseitigem Klebefilm nur an den Rändern fixieren. Geldscheine und Münzen einlegen (mit Klebefilm auf der Folie fixieren) und mit doppelseitigem Klebeband die gelborange Abdeckung über die Folie kleben. Bei der Maus von hinten den Schwanz, die Arme mit den aufgeklebten Händen und die Ohren aufkleben. Das Lätzchen und den rechten Fuß mit Klebepads etwas erhöht, noch höher den Kopf kleben. Die Nase und die Hand vor dem Mund mit Klebepads fixieren. Unten nach Belieben Käsestücken verteilen, für einen plastischen Effekt mit Klebepads erhöhen.
Die Maus in den Käse stecken.

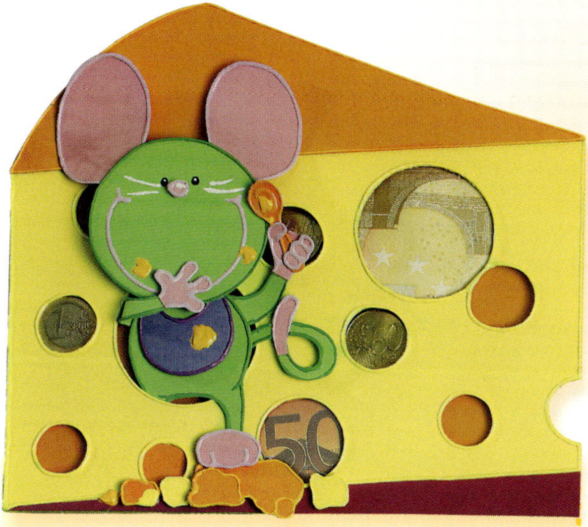

Material kleines Mäuschen

- Tonkarton, 27,5 cm x 20,5 cm: zitrone
- Tonkarton, A4: gelborange
- Tonkartonreste: rosa, violett, orange, zitrone, hellgrün, magenta
- Windradfolie, A5
- Plusterfarbe: sonnengelb, pastellrosa, -orange, hellgrün, weiß, zitrone, lavendel

Vorlagenbogen 4A

Ballonbär & Co.

Tischdeko

Material

- Mini-Luftballon: hellblau, gelb bzw. rubinrot
- Tonkartonreste: rosa, hellblau, weiß (Blaubär)
- Tonkartonreste: weiß, orange, gelb (Küken)
- Tonkartonrest: rot (Erd-Bär)
- Plusterfarbe: rosa, weiß, hellblau (Blau-Bär)
- Plusterfarbe: weiß, hellblau, sonnengelb, pastellorange (Küken)
- Plusterfarbe: rubinrot, sonnengelb, weiß, hellblau, orange (Erd-Bär)

Vorlagenbogen 3B

Alle Vorlagen wie auf Seite 4 beschrieben übertragen. Nach dem Trocknen ausschneiden. Die Ballons mit einer Ballonpumpe aufblasen und die Papierteile mit doppelseitigem Klebeband oder Klebepads aufkleben. Das Plusterfarbe-Gesicht und die gelben Striche beim Erd-Bär sowie den Mund des Blau-Bären frei Hand gemäß der Abbildung aufmalen. Den Ballon zum Trocknen in eine Tasse o. Ä. stellen, ggf. mit angeklebten Münzen beschweren.

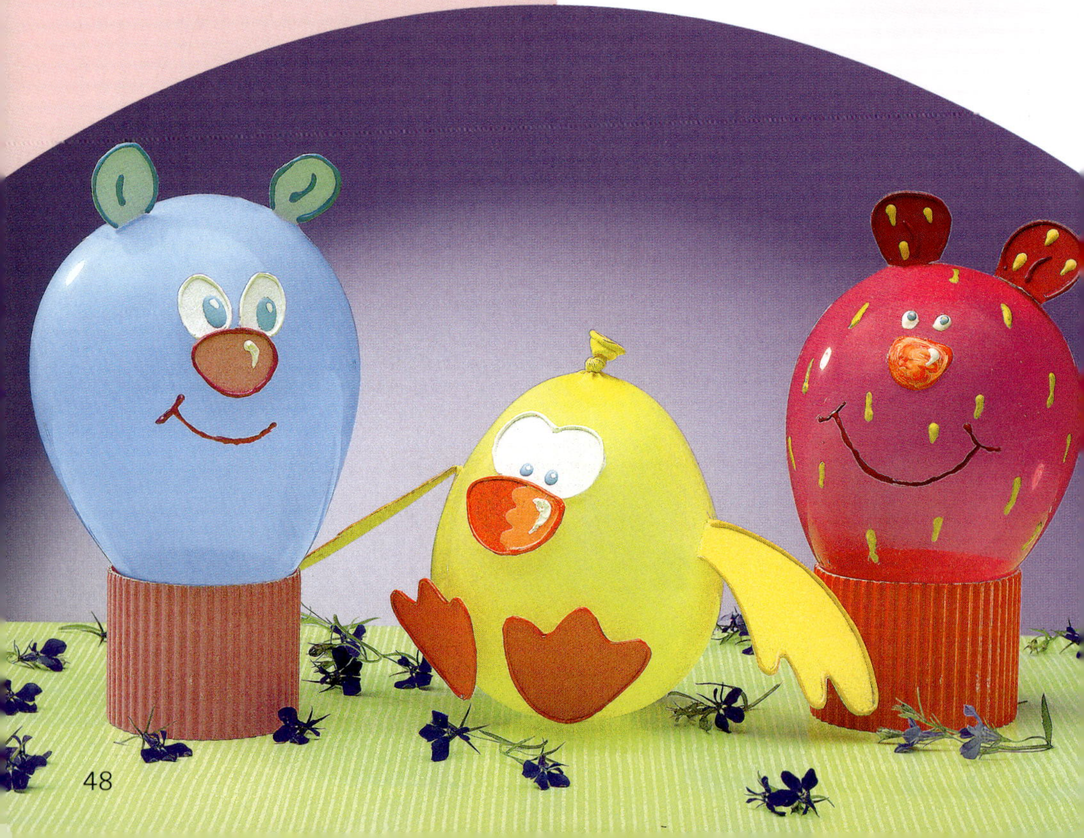